白癜风问答

主编 —— 成爱华　韩梅海

中国科学技术出版社
·北京·

图书在版编目（CIP）数据

白癜风问答 / 成爱华, 韩梅海主编 . — 北京 : 中国科学技术出版社, 2023.7
ISBN 978-7-5236-0129-7

Ⅰ.①白… Ⅱ.①成…②韩… Ⅲ.①白癜风—防治—问题解答 Ⅳ.① R758.4-44

中国国家版本馆 CIP 数据核字 (2023) 第 051141 号

策划编辑	靳　婷　焦健姿
责任编辑	靳　婷
文字编辑	方金林
装帧设计	佳木水轩
责任印制	徐　飞

出　　版	中国科学技术出版社
发　　行	中国科学技术出版社有限公司发行部
地　　址	北京市海淀区中关村南大街 16 号
邮　　编	100081
发行电话	010-62173865
传　　真	010-62179148
网　　址	http://www.cspbooks.com.cn

开　　本	710mm×1000mm　1/16
字　　数	123 千字
印　　张	12.5
版　　次	2023 年 7 月第 1 版
印　　次	2023 年 7 月第 1 次印刷
印　　刷	北京盛通印刷股份有限公司
书　　号	ISBN 978-7-5236-0129-7/R·3049
定　　价	68.00 元

（凡购买本社图书，如有缺页、倒页、脱页者，本社发行部负责调换）

编著者名单

主　编　成爱华　韩梅海

副主编　韩　娴　王江梅　程明明　孙仁娟

编　委（以姓氏笔画为序）

　　　　　于洪刚　马　克　孙卫卫　杨晓华

　　　　　单春燕　胡晓飞　高　伟　常洪顺

内容提要

白癜风是一种系统性皮肤疑难病，虽然不痛不痒，但严重影响患者的身心健康。编者从服务患者的角度出发，以问答的形式对白癜风的健康知识与防治进行了全面介绍，涵盖了白癜风的基础知识、症状、诊断与鉴别诊断、病因病机、治疗、营养饮食、日常保健及预防等患者最关心的问题。书中所述不仅可以让更多人了解白癜风，还给出了有关白癜风患者营养饮食、生活保健等方面的建议，可以帮助患者养成良好的生活习惯，树立战胜疾病的信心，从而更好地配合医生的治疗。

本书内容通俗易懂，理论与实用相结合，一问一答，可帮助读者全面了解白癜风相关知识，适合白癜风患者及相关医生阅读参考。

序

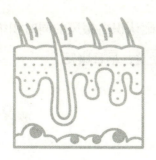

白癜风是皮肤科疑难病之一，此病虽不痛不痒，但影响容貌，令人烦恼。由于社会生活节奏的加快，饮食、环境、气候等因素的改变，本病的发病率逐年增高。因此，白癜风已成为皮肤科研究领域的重点及热点。

随着人类社会的不断发展进步，国内外对白癜风的研究越来越规范，临床诊疗水平也取得了极大的进步。为了帮助广大白癜风患者早日战胜疾病，成爱华、韩梅海等专家组织编写了这部《白癜风问答》，我有幸先睹为快，感觉非常有特色，既介绍了白癜风的基础知识和预防措施，又强调了心理调节对心身疾病白癜风的重要意义，可谓生活保健与防病治病的必备指南，更是拥有丰富健康指导经验的"家庭医生"。

本书以问答的形式，从服务患者的角度出发，不仅介绍了白癜风的基础知识，还从营养饮食、生活保健等方面给出了养成良好生活习惯的建议。书中所述简单实用、通俗易懂，可以帮助患者深入理解和认识疾病，树立战胜疾病的信心，进而更好地配合医生治疗。

本书的出版有助于广大患者在正确认识白癜风的同时积极配合治疗，希望广大白癜风患者能从中受益，早日康复。

前 言

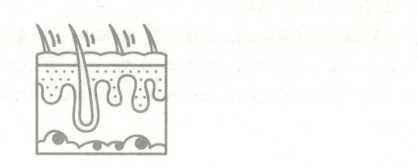

白癜风是自身免疫障碍引起的一种皮肤疑难病，表现为局限性或泛发性色素脱失，全身各处均可发生。该病虽不痛不痒，但因其影响容貌，给患者造成巨大的精神压力，从而导致了一系列心理问题。流行病学研究显示，白癜风在自然人群中的发病率为1%~2%，且呈逐年上升趋势，已成为严重损害人们心理健康的重要疾病，是国内外皮肤科领域重点研究和防治的疾病之一。

基于以上原因，我们秉持简单实用、通俗易懂的原则，组织编写了这部科普读物《白癜风问答》。编者均长期从事白癜风基础研究及临床诊治工作，积累了大量的临床资料和丰富的研究成果。书中所述涵盖了白癜风的基础知识、症状、诊断与鉴别诊断、病因病机、治疗、营养饮食、日常保健及预防等患者最关心的问题，采用一问一答的形式，对上述内容进行了通俗且全面的介绍，以帮助更多人正确认识和对待白癜风，使患者及其家属从对白癜风的盲目忧虑转变为对治愈疾病充满信心和动力，从而积极配合医生，共同努力战胜疾病。

本书编写力求重点突出、论述全面、用词准确，从患者最关心、最需要、最实用的角度解读预防、诊断、治疗、康复等问题，科学性、实用性、通俗性、新颖性兼备，是一部很实用的科普图书。

本书在编写的过程中得到了众多专家及同仁的支持，参考了许多学者的著作内容，在此表示衷心感谢，由于本书涉及内容较多，加之白癜风的研究进展迅速，如在阅读中发现欠妥之处，敬请广大读者批评指正。

编　者

目　录

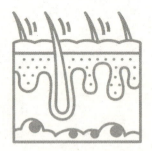

第1章 漫说白癜风：白癜风的基础知识

- 什么是白癜风？ / 002
- 白癜风在我国的发病情况如何？ / 002
- 白癜风发病的地域、种族有何差别？ / 003
- 白癜风发病有年龄差别吗？ / 003
- 白癜风发病与性别有关吗？ / 004
- 白癜风与从事的职业有关吗？ / 004
- 白癜风会传染吗？ / 005
- 白癜风会遗传吗？ / 006
- 白癜风与血型有关系吗？ / 007
- 白癜风能治好吗？ / 007
- 白癜风治好后会复发吗？ / 008
- 白癜风能不治而愈吗？ / 008
- 白癜风有哪些危害？ / 009
- 怎样评价白癜风的疗效？ / 009

第2章 难以接受你的白：白癜风的症状

- 白癜风有哪些常见的临床症状？ / 012
- 白癜风的皮损颜色都是白色的吗？ / 012
- 白癜风会发生在身体的哪些部位？ / 013
- 白癜风的白斑有哪些特点？ / 014
- 不同阶段白癜风的症状表现有哪些？ / 015

儿童白癜风的症状特点有哪些？　/ 016

怎样对白癜风分型？　/ 016

白癜风如何分期？　/ 017

白癜风有哪几类？　/ 018

白癜风患者的毛发有哪些表现？　/ 018

患白癜风对听力有影响吗？　/ 019

白癜风损害视力吗？　/ 020

白癜风会伴发哪些疾病？　/ 020

什么是白癜风的同形反应？　/ 021

哪些因素容易引起同形反应？　/ 022

白癜风皮损面积如何计算？　/ 023

第3章　我是那个不幸的人吗：白癜风的诊断

早期白癜风如何诊断？　/ 026

白癜风怎样自我诊断？　/ 026

白癜风诊断标准是怎样的？　/ 027

白癜风的诊断依据有哪些？　/ 028

白癜风的诊断需要注意哪些方面？　/ 029

白癜风有哪些检查方法？　/ 029

白癜风有无简易的检查方法？　/ 030

白癜风组织病理学有哪些变化？　/ 031

白癜风患者血液检查有没有异常？　/ 032

第4章　就是和你不一样：白癜风的鉴别诊断

- 哪些疾病容易与白癜风相混淆？　/ 034
- 晕痣与白癜风有哪些区别？　/ 034
- 怎样区分白癜风与贫血痣？　/ 035
- 白癜风与花斑癣有什么区别？　/ 036
- 怎样区分单纯糠疹与白癜风？　/ 036
- 白化病与白癜风如何区别？　/ 037
- 特发性点状色素减少症与白癜风有哪些区别？　/ 038
- 如何区分外阴白斑与白癜风？　/ 038

第5章　偏偏喜欢你：白癜风的病因病机

- 白癜风的发展方向有哪些？　/ 040
- 白癜风皮损颜色有哪些变化？　/ 040
- 白癜风常见发病诱因有哪些？　/ 041
- 微量元素代谢对白癜风有哪些影响？　/ 048
- 微循环障碍对白癜风有影响吗？　/ 049
- 白癜风的免疫发病机制是怎样的？　/ 049
- 白癜风与黑素细胞自毁有关吗？　/ 051
- 黑素细胞在白癜风发病中有哪些作用？　/ 052
- 黑素细胞储库与白癜风有什么关系？　/ 053
- 白癜风与内分泌有关系吗？　/ 053

皮肤外伤能诱发白癜风吗？ / 056

情绪不好会诱发白癜风吗？ / 057

《黄帝内经》对白癜风有哪些认识？ / 057

《五十二病方》对白癜风有哪些论述？ / 058

《华佗神医秘传》对白癜风有哪些认识？ / 058

《肘后备急方》对白癜风有哪些不同认识？ / 059

《刘涓子鬼遗方》对白癜风有哪些认识？ / 060

《诸病源候论》对白癜风有哪些新认识？ / 061

《千金要方》和《外台秘要》对白癜风有哪些认识？ / 061

《太平圣惠方》对白癜风有哪些认识？ / 062

《圣济总录》对白癜风有哪些不同的认识？ / 063

《丹溪心法》对白癜风的认识有哪些？ / 064

《本草纲目》对白癜风治疗有哪些见解？ / 064

《证治准绳》对白癜风的认识有哪些？ / 065

《寿世保元》对白癜风有哪些认识？ / 066

《外科正宗》对白癜风有哪些认识？ / 066

《外科大成》对白癜风的认识有哪些？ / 067

《医宗金鉴》对白癜风的认识有哪些不同？ / 067

《医林改错》对白癜风有哪些认识？ / 068

古代医家对白癜风病因病机有哪些认识？ / 068

新中国成立后对白癜风的研究有哪些新进展？ / 070

白癜风的中医发病诱因有哪些？ / 071

外感风热湿邪与白癜风有哪些关系？ / 073

白癜风发病与肝气郁滞有何联系？ / 074

- 瘀血阻滞在白癜风发病中有何作用？ / 074
- 气血不足与白癜风发病有哪些联系？ / 075
- 脏腑虚损在白癜风发病中有哪些作用？ / 075
- 气血失和对白癜风发病有什么影响？ / 077
- 哪些药物易诱发白癜风？ / 077

第6章 现代治疗方法多：白癜风的西医治疗

- 国内外白癜风治疗现状如何？ / 080
- 白癜风的治疗原则是怎样的？ / 081
- 西医治疗白癜风常用的方法有哪些？ / 082
- 怎样选择白癜风的治疗药物或方法？ / 083
- 治疗白癜风常用的西药有哪些？ / 085
- 补骨脂素类药物如何治疗白癜风？ / 086
- 治疗白癜风的糖皮质激素药物有哪些？ / 086
- 糖皮质激素治疗白癜风效果怎样？ / 087
- 他克莫司治疗白癜风安全性如何？ / 087
- 如何使用他卡西醇软膏治疗白癜风？ / 088
- 什么是光疗法？ / 089
- 什么是光化学疗法？ / 090
- 常用的中药光敏剂有哪些？ / 091
- 常见的光敏性食物有哪些？ / 094
- 中波紫外线治疗白癜风有何特点？ / 094

- 激光疗法如何治疗白癜风? / 095
- 白癜风有哪些手术疗法? / 096
- 碘酊能治疗白癜风吗? / 097
- 遮盖疗法可以治疗白癜风吗? / 098
- 白癜风脱色疗法是怎样的? / 098
- 什么是白癜风的文色疗法? / 099
- 儿童白癜风应该怎样治疗? / 101
- 白癜风治疗多久才能判定药物疗效? / 102

第7章 中医瑰宝显奇效：白癜风的中医治疗

- 中医对白癜风有哪些认识? / 104
- 中医治疗白癜风的原则有哪些? / 105
- 古代医家怎样运用祛风散邪法治疗白癜风? / 106
- 古代医家如何应用祛风清热通络法治疗白癜风? / 107
- 古代医家怎样应用行气活血法治疗白癜风? / 107
- 古代医家如何运用扶正祛邪法治疗白癜风? / 108
- 古代医家怎样应用外治方治疗白癜风? / 108
- 中医如何辨证施治白癜风? / 109
- 治疗白癜风的常见中成药有哪些? / 112
- 白癜风组方常用的中药有哪些? / 112
- 治疗白癜风的单方有哪些? / 113
- 白癜风可以用针灸治疗吗? / 114

- 毫针怎样治疗白癜风？ / 115
- 耳针如何治疗白癜风？ / 116
- 梅花针如何治疗白癜风？ / 117
- 灸法怎样治疗白癜风？ / 118
- 白癜风的拔罐疗法有哪些？ / 119
- 穴位埋线疗法如何治疗白癜风？ / 121

第 8 章 吃吃喝喝的学问：白癜风的营养饮食

- 白癜风患者应该多吃些什么？ / 124
- 白癜风患者有哪些忌口？ / 124
- 白癜风患者的饮食有哪些需要注意的？ / 125
- 白癜风患者适宜的食物有哪些？ / 125
- 补充白癜风患者微量元素的食物有哪些？ / 126
- 偏食对白癜风有影响吗？ / 126
- 怎样做好儿童白癜风患者的饮食调理？ / 127
- 为什么儿童应该警惕小食品？ / 127

第 9 章 生活中的你应该是这样的：白癜风患者的日常保健

- 怎样判断白癜风的治疗效果？ / 130
- 白癜风患者如何保护皮肤？ / 130

- 白癜风最容易长在什么部位？ / 131
- 白癜风治疗多久才能见效？ / 131
- 白癜风患者日常生活中有哪些注意事项？ / 131
- 白癜风为什么要早诊断、早治疗？ / 132
- 白癜风患者应慎用、禁用哪些药物？ / 133
- 为什么要慎用含砷、汞药物治疗白癜风？ / 133
- 为什么要避免乱服维生素 C？ / 134
- 使用铜制餐具对白癜风康复有帮助吗？ / 135
- 年龄大的白癜风患者不好治吗？ / 135
- 白癜风患者就诊时必须验血吗？ / 135
- 患者应该如何面对白癜风？ / 136
- 白癜风患者能喝咖啡吗？ / 136
- 白癜风患者怎样正确沐浴？ / 137
- 白癜风患者能不能结婚、生育？ / 138
- 在治疗白癜风期间能要孩子吗？ / 138
- 白癜风患者可以采用哪些方法进行体育锻炼？ / 139
- 白癜风患者能饮酒吗？ / 140
- 白癜风患者能吸烟吗？ / 141
- 白癜风患者能染发吗？ / 142
- 治疗白癜风需要家属配合吗？ / 142
- 白癜风会继发其他疾病吗？ / 143
- 白癜风患者主要有哪些心理障碍？ / 143
- 白癜风患者心理状态有哪些特点？ / 144
- 白癜风患者应该怎样控制不良情绪？ / 144
- 儿童白癜风患者有哪些心理问题？ / 145

- 如何培养儿童白癜风患者的健康心理？ / 146
- 家长怎样引导孩子正确面对白癜风？ / 148
- 青少年白癜风患者有哪些心理问题？ / 149
- 怎样培养青少年患者的健康心理？ / 151
- 中年白癜风患者会出现哪些心理问题？ / 152
- 中年白癜风患者如何正确面对白癜风？ / 152
- 老年白癜风患者容易出现哪些心理问题？ / 154
- 如何引导老年患者正确面对白癜风？ / 155
- 为什么在白癜风治疗过程中其他部位还会有白斑出现？ / 156
- 白癜风在稳定期，受伤后还会长新白斑吗？ / 156
- 白癜风在同一部位，为什么有的人恢复快，有的人恢复慢？ / 157
- 治疗白癜风成人与儿童用的药一样吗？ / 157
- 经常熬夜对白癜风治疗有影响吗？ / 157
- 有一段时间皮肤特别痒，白斑会发展吗？ / 158
- 脸上的白斑好治吗，多长时间能见效？ / 158
- 白癜风单纯用光照能治好吗？ / 158
- 白癜风发病与季节有没有关系？ / 159
- 有白癜风能用化妆品吗？ / 159
- 打疫苗后白癜风为什么容易发展？ / 159

第10章 轻松远离白癜风：白癜风的预后及预防

- 身体上的白斑就是白癜风吗？ / 162
- 为何深色肤种的人群易患白癜风？ / 162

- 白癜风与心理因素有关吗？ / 164
- 白癜风治愈后还会复发吗？ / 165
- 怎样预防白癜风的复发？ / 165
- 怎样预防白癜风？ / 166
- 适量补充哪些微量元素能预防白癜风？ / 168
- 为什么运动不当也能引发白癜风？ / 170

第 11 章 寄语：我要说给患者朋友的话

- 正确对待医疗信息 / 172
- 理性看病，科学就医 / 173
- 正确治疗，避免滥用 / 177
- 选择正规医院，避免医源性伤害 / 178

第 1 章

漫说白癜风

白癜风的基础知识

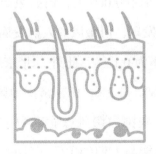

什么是白癜风？

白癜风是以皮肤出现局限性白色斑片并逐渐扩大蔓延为主要临床表现的皮肤病，易诊难治，虽不痛不痒，却侵蚀着患者健康的肌肤和心灵，严重损坏人的容貌，挫伤人的精神，影响正常生活、婚姻、工作和社交等。

随着人们生活节奏的加快，以及饮食、环境、气候等多种因素的影响，白癜风发病率有逐年增高的趋势，攻克白癜风已成为国内外医学界为之奋斗的共同目标之一。

白癜风在我国的发病情况如何？

我国幅员辽阔，人口众多，不同地区白癜风患病率差异较大。

根据上海市 110 000 人皮肤病调查报告显示，白癜风患病率为 1.2%；湖北某县调查了 35 000 人，白癜风患病率为 0.5%～1%；安徽宿州地区农村调查了 100 000 人，白癜风患病率为 0.19%；我国东北农村皮肤病普查发现，白癜风的人群发病率为 0.09%～0.15%；山东泰安地区发病率为 0.12%。此外，北京地区发病率为 1.3%，陕西地区发病率为 0.8%～1.3%，山东济南地区发病率高达 2.7%。

据不完全统计，我国白癜风患病率为 1%～1.5%，沿海地区高于内地，此差异可能与人们的生活、饮食习惯，以及工作、生态环境等因素有关。这也表明了白癜风的发病原因是复杂的。

白癜风发病的地域、种族有何差别？

白癜风在全世界不同地区、不同种族、不同年龄均可发生，平均发病率为1%～2%，尤其幼龄人群发病率有逐年上升的趋势。从地域分布看，发病率最高的地区是印度、印度次大陆，其次是墨西哥和日本；在美国、法国等白种人群中发病率则相对较低（不到1%），其中英国为0.8%、俄罗斯为0.95%、丹麦为0.98%。Boissecu等研究发现，法国及西印度群岛地区，白癜风患病率为0.5%～1%。

从印度的发病率来看，不同地区的发生率相差较大。例如，一些国外学者调查了印度西部古吉拉特邦苏拉特地区7178名城市居民和1887名乡村居民发现，白癜风发病率约为1.13%；但另一数据显示，印度南部的某些村庄白癜风发病率高达8.8%。

此外，其他关于白癜风的报道显示，墨西哥的发病率为4%，非洲某些地区曾把白癜风视为地方流行病，中东地区的一些国家每年都有因患白癜风而自杀的患者。

白癜风发病有年龄差别吗？

白癜风从婴儿到老年人均可发生，无年龄限制，但以青少年居多。我们的研究资料显示，发病年龄以10—30岁居多，25%发生于8岁以前，约50%发生于青春期，可能与其处于身心发育阶段，神经内分泌系统相对不稳定，以及受免疫、营养和环境因素的影响有一定的关系。

Prcics等调查了50名儿童患者，其中29名是女孩（58%），21名是男孩（42%）。这些患儿平均发病年龄为7岁，初诊的平均年龄为9岁。

白癜风发病与性别有关吗？

一般而言，性别在白癜风的发病中无显著差异，即男性的白癜风发病率与女性的白癜风发病率大致相同。我们对诊治的946例患者进行统计分析，发现男性患者占49.47%，女性患者占50.53%，差异无统计学意义。不过，女性组的初发年龄较男性组早5年。

早发年龄可能与女性发育较早及发育期间内分泌发生变化有关。女性内分泌平衡失调，易诱发该病，另外，发育过程中对营养和微量元素的需求增加，如果未能及时补充，也会影响黑色素的合成代谢，从而导致发病。

白癜风与从事的职业有关吗？

世界上任何地区、种族的人群均可罹患白癜风。我们在临床上接诊的患者中，有工人、农民、学生、军人等，一般来说，白癜风的发病与职业的关系不大。

然而，临床中也发现，某些化学物质可以有选择性地破坏黑素细胞，导致皮肤脱色。实验研究也证实了某些化学物质，如对叔丁酚、氢醌、氢醌单苯醚、β-盐酸巯乙胺、N-（2-巯乙基）-二-甲胺盐酸盐（MEDA），均可使豚鼠、鼠、猫或兔的皮肤和（或）毛发脱色。因此，在从事生产对叔丁酚或以对叔丁酚为原料生产酚醛树脂的树脂业，使用含有大量对叔丁酚的氯丁胶作为橡胶或皮革制品黏合剂的汽车业（生产汽车坐垫、车顶衬里、汽车内层）、皮革业（制造与修理皮鞋）的人群中，以及使用含有对叔丁酚、邻苄对氯酚或对叔戊基酚、临苯酚的消毒杀菌剂作为房屋消毒的医院清洁工，戴含对苯二酚单苯醚的耐酸橡胶手套的制革业及其他行业工人（接触含对叔丁基临苯二酚耐磨剂的人员，以及用 4,4'-二羟联苯做防老剂的乳胶制品生产工人）也都可能发生职业性白斑。

白癜风会传染吗？

白癜风是自身免疫调节出现障碍引起的色素脱失性病变，不会传染。一些人对白癜风缺乏科学的认知，误认为它会传染，甚至有些人遇到白癜风患者就躲得远远的，不敢与他们共餐、握手、接触等，这种观点都是错误的。

现代医学认为，白癜风的发病原因较复杂，包括自身免疫因素、遗传因素、黑素细胞自毁因素、微量元素缺乏及外伤等，但其中并无感染因素。中医学认为，白癜风的病机主要是皮肤受到外邪侵袭，脏腑功能失调，日久瘀血阻络，皮肤失养。无论是西医还是中医，都不认为白癜风具有传染性。从国内外的研究看，也没有任何白癜风传染的报道。

白癜风会遗传吗？

从临床观察来看，白癜风的发病与遗传有一定的关系，有隔代遗传，也有连代遗传，因此遗传因素被认为是白癜风的重要发病原因之一，遗传率为18%~20%。

研究人员通过大量的流行病学调查和实验室研究证实，白癜风是一种多基因遗传性疾病，其遗传基因可能存在于多条染色带中，最有可能被常染色体上3个或4个基因位点的隐性基因所控制，但只有当所有基因位点上的隐性基因均为纯合子时，才有可能发病。

遗传因素只是白癜风发病的因素之一，通常在遗传因素和危险因素都具备的条件下才可能发病。因此，即便存在遗传因素的影响，只要杜绝危险因素，也可能不发病，所以白癜风遗传给下一代的概率非常低。

为了减少下一代患病的风险，白癜风患者在选择配偶时，最好不选白癜风患者或白癜风患者家族成员。如果父母或直系亲属中有白癜风病史，下一代遗传的概率就大一些。此外，高危人群还应注意环境因素的影响，生活要有规律，避免阳光暴晒，避免精神刺激，积极参加体育锻炼，一旦发现皮肤有异常白斑，应及时就诊。

白癜风与血型有关系吗？

人们可以通过血型来判断性格，那么白癜风与血型有关系吗？答案是否定的。A、B、O、AB四种血型的人皆可患病，而且四种血型的发病率没有显著的差异。

白癜风能治好吗？

白癜风是完全可以治好的。清代著名医学家王清任在其著作《医林改错》中首次提出白癜风完全可以治愈。我们采用"黑白同治"这一治疗白癜风的新技术，经临床验证疗效确切，接诊了国内、外患者数十万人。

白癜风初发白斑时较容易治愈，所以早发现、早诊断、早治疗对白癜风的预后和转归有着非常重要的意义。尽管如此，见效时间、恢复快慢、治疗疗程等，都因为病因病机、发病部位、患者个体及生活方式、环境因素等不同而存在较大差异，部分患者可在1～4天见效，1个月内白斑消失，也有部分患者见效和治愈时间超过3个月。

病史长的患者同样可以治愈。虽然病程越长、面积越大治疗越困难，但仍有治愈的可能，这就需强调坚持综合治疗的原则。综合治疗也是白癜风治疗的一个重要指导原则，即内服与外用结合、中西医结合、药物与非药物结合、医疗与护理结合等，往往能取得满意的疗效。

只要选择科学、合理的治疗方法，早发现、早治疗，坚持综合治疗、规范治疗的原则，白癜风是完全可以治愈的。

白癜风治好后会复发吗？

白癜风患者愈后复发的病例并不少见，大多数都是由于患者治愈后没有进行有效的自我调节和防护，导致病情复发。同时部分白癜风患者自身免疫力差，愈后复发倾向也会明显。

所以患者在治愈白癜风后，一定要多加注意，最好能做巩固治疗，以避免白癜风复发。

白癜风一旦复发，治疗起来就会很困难，因此患者一定要避免白癜风的复发。

白癜风能不治而愈吗？

白癜风是一种系统性疑难皮肤病，虽不传染，但易自身发展，即使暂时进入稳定期，一旦遇到各种诱发因素，白斑也可能扩大蔓延。

白癜风不治而愈的概率非常小，几乎是不可能的。因此，不能期待白癜风不治而愈，一旦发现白斑，要及早就诊，以期早日康复。

白癜风有哪些危害？

白癜风在全球范围内均为难治性皮肤疾病，可严重影响容貌，极具毁容性，故此给患者带来了巨大的精神压力，严重影响患者的学习、就业、婚姻、家庭、社交等。同时，社会上有一些人对白癜风患者有一定的歧视，使患者自尊心受到毁灭性打击，从而产生一系列精神疾病。

有医学研究证实，白癜风患者紫外线防御能力弱，皮肤癌的发病率比正常人要高很多。此外，白癜风还可诱发恶性贫血、斑秃、银屑病、恶性肿瘤、支气管哮喘、类风湿关节炎和白内障，以及并发甲亢、糖尿病、慢性活动性肝炎等疾病。

怎样评价白癜风的疗效？

(1) 痊愈：白斑全部消失，恢复正常肤色。

(2) 显效：白斑部分消退或缩小，恢复正常肤色的面积占皮损面积超 50%。

(3) 好转：白斑部分消失或缩小。

(4) 无效：白斑无色素再生或范围扩大。

第 2 章

难以接受你的白

白癜风的症状

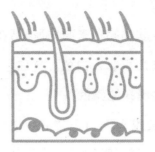

白癜风有哪些常见的临床症状？

白癜风患者皮肤上会出现小块白斑，皮损区皮肤结构正常，一般无自觉症状，只有极少数患者有轻微的瘙痒感。

白斑在面部、颈部、胸部、背部、四肢等易受阳光照射的部位尤为明显。腋下、腹股沟、口周、肚脐、生殖器等部位也容易出现白斑。

白癜风一般有三种表现形式：部分患者只在一小片区域出现黑色素缺失；部分患者只发生于单侧躯体（节段性白癜风）；大多数患者身体的各个部位都会出现（泛发性白癜风），并且通常呈对称分布。除此之外，有白斑的位置还可能会有白头发、白眉毛、白睫毛、白胡子等。在极少数的病例中，白斑会引起眼部病变及听力障碍。

白癜风的皮损颜色都是白色的吗？

白癜风是由于皮肤黏膜色素脱失所导致的皮肤病，故皮损主要表现为灰白色、乳白色、云白色、瓷白色，部分患者皮损除表现为白色外，还可出现其他颜色。

部分患者在色素脱失斑与正常肤色之间会有一条颜色均一的褐色带，皮损处出现正常肤色、褐色和白色三种肤色并存的现象，深肤色患者此种表现比较明显，有的学者称之为三色白癜风。

部分患者在三色白癜风皮损的褐色带边缘存在色素加深的区域，也称之为四色白癜风。

部分白癜风患者由于炎症，皮肤颜色可呈现蓝色，一般情况下，在白癜风复色过程中，蓝色可消失。有的患者可出现暂时性局部红肿或白斑边缘淡红色炎症水肿带。

白癜风会发生在身体的哪些部位？

白癜风可以发生在全身任何部位的皮肤，好发于易受阳光照射、摩擦损伤及皱褶部位等，也可累及掌跖、黏膜及视网膜。尤其是颜面部（如眉毛、眉毛内侧、鼻根与颊部内侧相连接部位、耳前及其上部、前额发际、帽檐处及唇区）、颈区、腰腹区（束腰带）、骶尾区、前臂伸侧与手指背区等部位。

(1) 面部：有学者将单纯发生于面部的白癜风称为色素失调型白癜风。此类患者自身黑色素并未减少，只是黑色素在同一区域内不均匀聚集，同时出现白斑。

面部白斑皮损可呈片状、带状，有单侧发病也有对称发病，有先天发病的也有后天发病的，先天发病多与遗传有关，后天发病多与内分泌失调有关，女性可伴有妇科病，男性可伴有肾炎等泌尿系统疾病。

(2) 头发、眉毛等部位：白癜风是可以发生在头发、眉毛等毛发部位的，有人把此类白癜风称为眉、睫、发、面型。白斑发生在面部，多为单侧，可有眉毛、睫毛、头发、腋毛、阴毛等被侵害变白，不论白斑面积大小，毛发变白多少，这类患者多属于此种类型，且多伴有牙病，如龋齿、残根、乳牙残余不脱落、牙龈出血、智齿延出、牙齿磕碰断裂或平常牙齿怕冷、热、酸、风吹、牙神经外露等。

(3) 黏膜部位：白癜风的色素脱失斑除发生在皮肤上外，还常见于口唇、龟头、阴道、肛门等黏膜处，损害等可单纯发生，也可与皮肤损害同时发生。发生在口唇的白癜风较为常见，皮损表现为颜色较淡的色素减退斑，境界较清楚，可累及整个唇红区。

白癜风的白斑有哪些特点？

白癜风的白斑形状不一，初期多为指甲至钱币大，呈近圆形、椭圆形或不规则形，也有起病时为点状的减色斑，境界多明显，有的边缘绕以色素带。在少数情况下，白斑中混有毛囊性点状色素增生，其可增多、扩大并相互融合成岛屿状，白斑处除色素脱失外，患处没有萎缩或脱屑改变。

白斑的数目不定，可局限于身体某部分，或分布在某一神经节段（或皮节），大多数病例中的白斑往往逐渐增多、扩大，相邻白斑可相互融合而连成不规则的大片白斑，泛发全身，有如地图状；有时正常皮肤残留在白斑之中，以致被误诊为色素沉着。

有些新发白斑的边缘有一条稍稍隆起的炎症性暗红色带，可持续数周之久，这种早期变化多缺乏自觉症状，所以常常被忽略；对于边界模糊而又无色素增生的初期白斑，有时难以及时辨认。

不同阶段白癜风的症状表现有哪些？

白癜风的症状就是皮肤白斑，但是不同阶段的症状又各不相同。

(1) 白癜风初期患者在体表的某一部位出现局限性白色斑点或斑片，为米粒至指甲大小不等，单发或散发。

一般无自觉症状，只有少数患者在发病前或发病时有轻微的瘙痒感；有的患者诱因明确，如药物、化妆品过敏，强光暴晒，外伤，感染或精神创伤等。

(2) 白癜风发展期患者的白斑缓慢发展，逐渐扩大、扩散，并在其他部位出现新的白斑。

少数患者皮损限于局部，不扩散。还有患者因精神因素，皮损扩散较快，短期内蔓延全身。

儿童白癜风的症状特点有哪些?

近年来,儿童白癜风的发病率逐年增长,给家长和患儿带来了巨大的影响,若治疗不及时,不仅影响患儿身体发育,还会影响其心理健康。

儿童白癜风的发病部位比较广泛,初期白斑症状不明显,主要以头、面部较为多见,多为局限型,表现为单个或多发的不规则白色斑块,面积逐渐扩大,数目增多。

儿童白癜风患者的白斑对外界刺激敏感,暴晒等外界刺激可导致白斑发红、灼痛、水疱、瘙痒,严重者可导致白斑扩散迅速。因此建议白癜风患儿要避免强烈的紫外线照射等外界刺激,以免带来不必要的伤害。

怎样对白癜风分型?

白癜风的正确分型有助于白癜风病因的判断,从而选择正确的治疗方案。

(1) 寻常型:可分为局限型、散发型、泛发型与肢端颜面型。

① 局限型:局限于某一部位的单发或群集的白斑,大小不等。

② 散发型:散在、多发性白斑,可发生于全身任何部位,大小不等,多呈对称分布,总面积不超过体表面积的 50%。

③ 泛发型：白斑波及全身，占体表总面积的 50% 以上，一般认为与自身免疫异常有关，多从前两型发展而来。

④ 肢端颜面型：白斑初发时主要分布在手足指趾端、头面部等暴露部位，少数可伴发躯体的泛发性白斑。

(2) 节段型：白斑数目不等，沿着某一皮神经节段支配的皮肤区域分布，一般呈单侧分布，多见于儿童。

白癜风如何分期？

根据白癜风病期的临床表现可分为进展期和稳定期。

(1) 进展期：白斑增多，原有白斑逐渐向正常皮肤移行、扩大，境界模糊不清。多见因外用药物的强烈刺激而使白斑扩大；也有不少患者因遭受压力、摩擦（如紧身衣、过紧的文胸、腰带、疝托等）等机械性刺激导致同形反应现象，皮肤出现白斑或白斑扩大。其他形式的局部刺激，如烧伤、晒伤、冻伤、放射线照射与感染等也可有同形反应，该反应甚至可使皮损泛发全身。

(2) 稳定期：白斑停止发展，境界清楚，白斑边缘色素加深。不会因外用药或机械性刺激而出现同形反应现象，因此可选用有光敏作用的刺激性较大的外用药，促使稳定期白斑向好转期转化。

在好转阶段，白斑境界清楚，边缘色素加深，并出现色素带，后者逐渐向白斑中央渗入而使白斑内缩，或在白斑中出现毛孔周围散在或岛屿状的色素区，白斑的数目也随之逐渐减少。

白癜风有哪几类？

(1) 完全性白斑：白斑呈纯白色或瓷白色，边缘境界清楚，白斑内毛发变白或大部分变白，无色素再生现象。白斑组织内黑素细胞消失，对二羟苯丙氨酸反应呈阴性。

(2) 不完全性白斑：白斑中色素脱失不完全，遗留有色素点，白斑中毛发未变白或大部分未变白，白斑内黑素细胞减少，对二羟苯丙氨酸反应呈阳性。

白癜风患者的毛发有哪些表现？

白癜风患者中有近一半毛发受累，前期可表现为发育前灰发，后期主要表现为皮损白斑内毛发脱色，头发最常见，其次为眉毛、阴毛和腋毛。头发受累主要表现为散在或簇集性白发，极少有头发全部变白的病例，而毛发由角化上皮细胞构成，因此大部分白发下的头皮均脱色。毛根下端有毛球，毛球下层为内含黑素细胞的毛基质，由黑素细胞合成的黑色素转运至毛囊周围的角质形成细胞，维持人体皮肤的颜色，一旦毛囊黑素细胞被破坏，毛发的颜色就会变白。

临床上白斑复色常最早见于白斑边缘和白斑内的毛囊口，这主要是因为白癜风复色的黑色素大部分由毛囊外根鞘黑素细胞合成，并通过毛囊周围的角质形成细胞进行转运。因此，临床上白斑内毛发脱色较难治疗，而指、趾及黏膜等无毛发部位的白斑，治疗起来也较为困难。白癜风累及毛发虽不能作为判断白癜风病情的进展的依据，但它是判断白癜风预后的一个重要指标。

患白癜风对听力有影响吗？

白癜风患者除皮肤白斑外，听力也有可能受到损害，这是由于黑素细胞不仅存在于人体的皮肤，还存在于眼、耳等器官，不同器官的黑素细胞具有不同的功能和作用，内耳也有少量黑素细胞，主要分布于内耳的耳蜗纹脉管、耳蜗蜗轴前庭器官及淋巴管中。临床上部分白癜风患者在出现皮肤、毛发、眼和脑膜的症状前，会出现耳鸣和听力减退的症状；有的白癜风患者有永久性或获得性耳聋家族史等，这些都提示白癜风与听觉障碍有着某些相同的病理病机。所以，内耳的黑素细胞被破坏，就有可能影响内耳的功能，从而导致听力下降，但其机制尚待进一步研究和探讨。

白癜风损害视力吗？

白癜风病变可累及眼黑素细胞，造成眼部损害。眼黑素细胞可分为眼葡萄膜黑素细胞和眼视网膜色素上皮细胞，这些细胞可以吸收透过光感器细胞的光线，参与视网膜和眼血管系统的物质交换，维持眼正常的生理功能和物质代谢。所以眼黑素细胞受到破坏会导致眼睛的生理和病理改变。特发性葡萄膜炎与白癜风关系最为密切，因此考虑皮肤脱色与眼葡萄膜炎的发生可能有某些病因病机上的共性。白癜风患者眼睛的非特异性损害主要表现为色素加深或减退、视网膜变形萎缩、脉络膜痣等。

白癜风会伴发哪些疾病？

(1) 斑秃：白癜风伴发斑秃比较常见，白癜风可伴发全秃或在头皮、胡须处出现单发性及多发性斑秃，多见于进展期及泛发型白癜风，白癜风患者家族中早年白发者也较多。

(2) 糖尿病：白癜风并发糖尿病，主要为胰岛素依赖型糖尿病，而且白癜风患者中胰岛细胞抗体阳性率也高于一般人群。伴发白癜风的糖尿病患者常常有自身免疫性疾病的易感性，或者有家族聚集发病现象。

(3) 甲状腺疾病：白癜风伴发甲状腺疾病主要是自身免疫性甲状腺病，包括弥漫性甲状腺肿伴甲状腺功能亢进、慢性淋巴性甲状腺炎及原发性特发性甲状腺功能减退等。对于两者并发的机制，多数学者认为它们有着共同的遗传免疫学基础，可互为因果。

(4) 肿瘤：白癜风与恶性黑色素瘤相关，临床报道较多。其证据有恶性黑色素瘤中可出现白癜风样白斑，伴有白癜风样白斑的恶性黑色素瘤个体预后较好，用恶性黑色素瘤肿瘤细胞免疫动物可诱发白癜风等。此外，还有白癜风并发鳞状细胞癌、基底细胞癌及胃癌等的报道。

白癜风伴发的其他疾病还有艾迪森病、恶性贫血、硬皮病、硬化萎缩性苔藓、支气管哮喘、类风湿关节炎等。

什么是白癜风的同形反应？

同形反应是指正常皮肤在受到非特异性损伤后，诱发与已有的某种皮肤病相同皮损表现的一种现象。白癜风的同形反应是指皮肤炎症或外伤后局部开始出现白斑或使白斑扩大的现象，这不仅是白癜风患者中常见的一种临床表现，也是白癜风的激发因素之一，还是判断白癜风病情为进展期的重要依据。

同形反应大多出现在白癜风的进展期，常发生于外伤、皮肤软组织感染等处，一般在皮肤受损后1个月左右出现，但只有在表皮基底细胞层或真皮受到损伤时才会出现，若仅损伤角质层或角质下层，一般不会引起同形反应。若白斑静止期出现同形反应，提示病情可能发生了变化。

同形反应的发生可能是由于外伤损伤基底细胞层中的黑素细胞后，在伤口愈合的过程中释放某些细胞因子、自由基，以及淋巴细胞浸润、伤口中细菌产生有毒物质等，使原本功能和形态已有异常的黑素细胞更容易受到损伤。

白癜风的同形反应多为自身免疫现象，此类白癜风在治疗时应避免外用刺激性强的药物、光化学疗法和自体表皮移植疗法。

哪些因素容易引起同形反应？

诱发白癜风同形反应的因素较多，研究资料表明，以外用药刺激因素（即药物性皮炎）以及神经性皮炎、湿疹、过敏性皮炎、荨麻疹、扁平苔藓等各种原因造成的皮肤炎症后继发的同形反应最多。其他因素依次为手术刺激、外伤、机械压迫或摩擦、局部感染（病毒或细菌）。

由同形反应诱发的白斑大多局限于炎症或外伤部位，逐渐向四周扩大，亦可在原各部位的正常皮肤上逐渐发生白斑损害。从外伤到局部皮肤发生白斑的时间一般在1～2个月，多在3～4周。

白癜风皮损面积如何计算？

(1) 九分法：以手掌占体表面积的 1% 为标准。

白癜风面积（VASI）=∑（每个皮损面积的手单位数）× 皮损中白斑面积所占的百分比

(2) 点数法：先标记皮损边界，将透明的网格纸随机加在皮损的投影区域，计数相交点的数量，计算皮损面积。

白癜风面积 = 每个点的面积 × 点的总数

第 3 章

我是那个不幸的人吗

白癜风的诊断

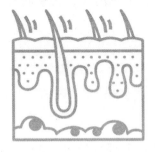

早期白癜风如何诊断？

白癜风是一种皮肤色素脱失性疾病，有效、及时地掌握白癜风早期诊断的时机，对于白癜风准确治疗和康复有一定的促进作用，并能降低白癜风对患者日常生活造成的危害。

(1) 早期白斑：脱色程度轻，而且与周围正常皮肤的界限模糊不清，如果发生在肤色较白的人身上易被忽略，要通过细微的变化观察。

① 多无痒感，即使有也很轻微。

② 脱色斑数目少，一般为1～2片，而且大多在暴露部位的皮肤上。

③ 白斑与周围正常皮肤一样，无炎症、脱屑或萎缩等变化。

④ 在无其他皮肤病时，应首先考虑白癜风。

(2) 边缘隆起性白斑：临床常见患者的新发白斑，在脱色不明显的白斑边缘有环状或半环状稍隆起的暗红色晕轮。这种边缘隆起性白斑是早期白癜风的一种特殊表现，这种晕轮是炎症性的，可持续数周，一旦晕轮消失，脱色将更加明显，因此应提高对这种白斑的认识。

白癜风怎样自我诊断？

白癜风早期白斑脱色程度较轻，与正常皮肤的分界线模糊，一般无自觉症状，随着时间的推移，皮肤颜色会逐渐变白，呈圆形、椭圆形或不规则形,并逐渐融合成大片,白斑周围可出现着色加深的色素带。

白斑的诊断主要依据典型皮损、是否累及毛发、皮损边缘情况及伴随症状等,必要时可做组织活检,发现有黑素细胞破坏或缺失即可明确诊断。也可根据以下要点进行诊断。

(1) 后天发生的色素脱失斑或色素减退斑。

(2) 色素脱失斑或色素减退斑与周围正常皮肤界限清楚且形状不规则。

(3) 色素脱失斑或色素减退斑边缘色素加深。

(4) 色素脱失斑或色素减退斑内的毛发变白或有毛囊口复色现象。

(5) Wood 灯照射下色素脱失斑或色素减退斑呈瓷白色。

其中 (1) 必须具备,若 5 项中有 3 项成立即可确诊白癜风,若 5 项中有 2 项成立则为可疑白癜风,排除其他色素减退性皮肤病后方可确诊白癜风。

白癜风的诊断一般不是很困难,只是早期或非节段型白癜风的诊断有时比较困难,临床诊断时要考虑患者是否合并有自身免疫性疾病、有无化学药品接触史及外伤史等,排除其他色素减退性疾病,结合临床症状,即可做出明确诊断。

白癜风诊断标准是怎样的?

白癜风诊断标准参照中国中西医结合学会皮肤性病专业委员

会色素病学组制订的《白癜风和黄褐斑的诊疗标准（2010年版）》。

(1) 通常在儿童期或青年期发病，表现为大小和形状各异的脱色性白斑，周围颜色正常或有色素增加。

(2) 皮损好发于面部、颈部、手背和躯干；口腔黏膜及周围皮肤也易受到侵犯，如眼、鼻、口、耳、乳头、脐、阴茎、女阴和肛门；亦常见于外伤部位；白斑部位的毛发通常也变白。

(3) 排除炎症后色素减退斑、斑驳病、特发性色素减退斑、白色糠疹、无色素痣和贫血痣等皮肤病。

(4) Wood灯下白斑区可见亮白色荧光。

白癜风的诊断依据有哪些？

(1) 皮损特征：皮损颜色变白、典型的白斑多呈指甲或钱币大小，呈圆形、椭圆形或不规则形，可扩大或相互融合成不规则的大片，形状不一，白斑周围有着色加深的色素带和白斑中央有岛屿状的色素点；另一种典型的白斑是沿神经分布的带状或条索状脱色斑，斑的边缘如刀切样整齐。

(2) 病变部位：全身任何部位均可发生，但以头面部居多。其他如颈、胸、腰腹部、尾骶部、会阴等处亦不乏常见。

(3) 发病季节：四季均可发病，但春、夏两季发病率较高。

(4) 病程长短不一：有资料记载，病程最短者为7天，最长者可达50年，可缓慢进展或长期稳定不变以致终身存在。

白癜风的诊断需要注意哪些方面？

对于白癜风病情的临床诊断，一般来说，典型的白癜风易于诊断。对早期脱色不完全，边缘模糊的损害则需要与贫血痣、无色素痣等其他疾病进行区别。

医生在检查白癜风时，首先会询问患者的病史。其中最重要的是患者或其家族是否有白癜风史，在白斑出现前2~3个月是否有发疹、晒伤或其他皮肤损伤，是否有生理疾病或压力，是否有灰色头发的产生。除此之外，医生还需要了解患者或其家族成员是否有自身免疫功能紊乱或对阳光过于敏感等情况。

医生还会进行一些其他医学检查，如提取不正常皮肤的小块样品，做活组织检查，化验血液样品以检查血细胞数量和甲状腺功能等。Wood 灯检查皮肤可有助于排除一些其他情况。对于有些患者，医生会推荐眼部检查以检查葡萄膜炎。还可检验抗核抗体，以明确患者其他的自身免疫系统问题。

白癜风有哪些检查方法？

确诊白癜风，临床上可以使用以下方法进行检查。

(1) 摩擦或拍打试验：用手摩擦或拍打白斑及周围正常皮肤，当周围皮肤发红时观察白斑处的变化。如果摩擦或拍打后白斑和周围皮肤一样变红，则可确诊为白癜风。

(2) 皮肤感觉检查：包括皮肤温、痛、触觉的检查。白癜风皮肤感觉正常。

(3) Wood 灯检查：有时凭肉眼很难发现正常皮肤（特别是白皙皮肤）上的浅色斑，而 Wood 灯下白癜风的皮损呈纯白色荧光，与周围正常皮肤对比鲜明，界限清楚。尤其当白斑中开始出现毛囊复色时，复色初期在自然光下表现并不明显，但可以借助 Wood 灯来观察确认。

(4) 白癜风的同形反应（VKT）：在患者右肩三角肌区正常色素皮肤处，先用 75% 酒精棉球消毒，再用消毒种痘针划痕呈"#"字形，大小为 1 平方厘米，1 个月后检查划痕处，有色素脱失为阳性（+），无色素变化为阴性（-）。

(5) 组织病理学检查：组织病理学是皮肤科疾病诊断的基础，也是白癜风诊断的重要依据。

白癜风有无简易的检查方法？

白癜风简易检查方法主要依靠典型皮损特征和 Wood 灯检查。

典型的皮损特征为白斑多呈圆形、椭圆形和不规则形，可扩大或相互融合成片，形状不一，白斑周围有着色加深的色素带和白斑中央有岛屿状色素点，或白斑沿神经分布呈带状、条索状脱色斑，斑的边缘如刀切样整齐。

Wood 灯光照射下，白斑边界十分清楚，且白斑呈瓷白色。

白癜风组织病理学有哪些变化？

白癜风皮损处的组织病理改变主要是基底细胞层黑素体及黑素细胞的减少或缺乏。不过，由于疾病所处的时期不同及部位不同，皮损的组织病理学有一定差异。

白癜风在较早的炎症期可观察到所谓白癜风隆起性边缘处的表皮水肿及海绵形成，真皮内可见淋巴细胞和组织细胞浸润。

在已发生白癜风的患者中，其损害的主要变化是黑素细胞内黑素体减少甚至消失，也有报道称朗格汉斯细胞增加、正常或重新分布。部分证据已表明，白癜风患者整个表皮黑素体单位都遭受了损害。

晚期脱色皮损内无黑素细胞，即使采用特殊染色和电镜观察亦不例外。免疫组化法检测证实皮损区缺乏黑素细胞分化早期的分子C-kit受体，这也说明白斑中缺乏无功能的幼稚黑素细胞。应用与黑素细胞有关的单抗和多抗对白斑进行检测时，也证实白斑区中黑素细胞缺失，而非失活。用原位末端标记法检测白斑区及其周围组织，发现表皮棘层、基底层及毛囊基部的细胞核有阳性颗粒状物沉积，提示白斑区可能存在凋亡的黑素细胞。

白癜风一般无须进行组织病理学切片检查，但对于久治无效的白斑，长期观察又不能明确诊断或疑有恶性病变时，可考虑做组织病理学检查，以判断是否存在黑素细胞，特别是对多巴反应阳性的黑素细胞。

白癜风患者血液检查有没有异常？

实验研究表明，白癜风的发病与免疫异常有关，因此在白癜风患者的血清中自身抗体的阳性率较正常人高，主要是抗甲状腺抗体、抗胃壁细胞抗体和抗核抗体。进行外周血T细胞群检查，结果显示辅助性T细胞明显降低。白癜风患者常伴有血液流变学指标异常，尤其是全血还原黏度、血浆比黏度、全血比黏度和红细胞压积。血液黏滞度的增高不利于血液流动，所以白癜风患者易发生微循环障碍。部分白癜风患者外周血的血红蛋白含量、白细胞总数、血小板数量有不同程度的降低，且血小板凝集功能也有异常，这些异常可能会改变血管内环境而引起血液黏滞度增高，从而导致微循环障碍。临床上对血液黏滞度增高的白癜风患者系统或局部使用改善微循环的药物，这种治疗可能会促进白癜风的病情缓解，增加白斑复色效果。

因此，对白癜风患者在治疗前或治疗中应进行血液检查，以发现异常，查明原因，提高治愈率，有利于白癜风患者的康复。

第 4 章

就是和你不一样

白癜风的鉴别诊断

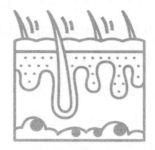

哪些疾病容易与白癜风相混淆？

白癜风因免疫障碍致黑素细胞被破坏而产生，有明显遗传倾向。皮损可发生于全身任何部位，但常见于面、手、颈、前臂等部位，皮损处色素完全脱失，呈乳白色，边缘清楚。

典型的白癜风易于诊断，但对于早期色素脱失不完全、临床表现模糊的皮损应与以下疾病相区别，如花斑癣、老年性白斑、贫血痣、单纯糠疹、斑驳病、白化病、无色素痣、脂溢性皮炎、黏膜白斑、硬化性萎缩性苔藓、银屑病等。

晕痣与白癜风有哪些区别？

晕痣是色素痣周围出现晕环状色素脱失斑，也称晕周白斑、离心性后天性白斑。晕痣临床上较常见，病因不明，部分病例与白癜风同时存在，故有学者认为晕痣是白癜风的一种特殊表现。

晕痣多为单发，多见于10—20岁的青少年，无性别差异，典型皮损表现为直径0.5～2厘米境界清晰的圆形或近圆形的色素脱失斑，表面光滑，无丘疹、鳞屑等，中间有一色素痣，痣的大小与色素脱失的面积无明显关系。色素脱失斑或色素痣周围毛发可脱色，呈灰白色或白色。在晕痣发展过程中，色素减退斑可出现一过性潮红，无自觉症状。部分晕痣发生后数月至数年，中央的色素痣会自行消失，消失前色素痣的颜色逐渐变淡，直至色素完全消失，其颜色与周围色素减退斑一致。在色素痣消失后，部分色素减退斑可自行复色，但大多数色素减退斑可能持久存在，且呈静止状态。

晕痣白斑处组织病理显示黑色素及黑素颗粒明显减少或缺失，基底层朗格汉斯细胞数量显著增多。晕痣在发展过程中，色素痣处的痣细胞和黑素细胞均无明显变化，而在色素痣完全消退后，痣细胞和黑素细胞也从皮肤上完全消失。

怎样区分白癜风与贫血痣？

贫血痣的特点是局限型皮肤浅色斑，周围无色素加深的晕轮。浅色斑处血管组织发育缺陷，导致功能异常，神经纤维瘤患者并发此病者较正常人多。

一般贫血痣多见于出生后或者儿童时期，为单个或多个圆形、卵圆形或不规则形浅色斑。以玻片压之，则与周围变白皮肤不易区分；由于局部微血管稀少，用手摩擦局部，浅色斑本身不发红，而周围皮肤发红；浅色斑可发生在身体的任何部位，但以躯干部最为常见，终生不消退。

贫血痣组织变化无异常，但局部血管对儿茶酚胺的反应增强，血管处于收缩状态，属于功能性异常。

白癜风与花斑癣有什么区别？

花斑癣俗称汗斑、色素癣菌病，是一种由糠秕马拉色菌感染所致的皮肤浅表角质层慢性轻度感染，无自觉症状，患者多为成年人，损害特征为散在或融合的淡白色斑，多为圆形或椭圆形，多见于颈部、躯干、上肢等部位，表面往往有细鳞屑，其中容易发现真菌。

由于潮湿出汗等因素，本病往往在夏季较重而冬季较轻。皮损颜色可随患者的肤色、病程、日晒等因素而有所不同，皮损可呈灰色斑，亦可呈黄色、棕色或褐色。有时皮损仅隐约可见，当皮损好转或冬季不活跃时，可遗留暂时性色素减退斑，易被误认为白癜风。

在幼儿病例中，花斑癣可见于面颊、额及眉间，由于经常擦洗，表面不易附着鳞屑，故极易与早期白癜风相混淆。

怎样区分单纯糠疹与白癜风？

单纯糠疹也称为白色糠疹，病因不明。一些皮肤干燥者，经阳光暴晒后可患此病。部分学者认为此病与感染因素有关，但均未能培养或分离出细菌、真菌或病毒。也有学者认为单纯糠疹的发生与特应性体质有关。

本病多见于儿童，无性别差异，春季多发，部分患者夏、秋后症状可自行消退。典型的皮损表现为色素减退性圆形或椭圆形斑片，大小不等，边界清楚，边缘可微隆起，上覆少量细小鳞屑，常发生于面部，也可见上臂、颈部、肩部等部位，一般无自觉症状，少数患者有轻微的瘙痒感。

组织病理显示色素减退斑处棘层肥厚，轻度水肿，中度角质过度及斑片状角化不全，黑色素减少。

白化病与白癜风如何区别？

白化病是一种先天性疾病，也称白斑病、眼-皮肤白化病，属隐性遗传，其发病原因是供给游离酪氨酸的机制存在缺陷，使酪氨酸酶不能转移到前黑素体，致使黑素细胞不能形成黑色素。患者的毛发、眼及部分或全部的皮肤缺乏色素。

本病的典型表现是患者的毛发为细丝状淡黄色，双眼瞳孔为红色，虹膜呈粉红或淡蓝色，常伴有畏光、流泪、眼球震颤及散光等症状。患者皮肤干燥，肤色呈乳白色或粉红色，易被晒伤，易发生日光性唇炎、皮炎、角化、皮角、基底细胞及鳞状上皮癌。少数病例可合并有先天性聋。大多数白化病患者体力及智力发育较差。

白化病的病理研究显示黑素细胞的数量和结构正常。表皮基底层有透明细胞，但因染色缺乏黑色素。

特发性点状色素减少症与白癜风有哪些区别?

特发性点状色素减少症最初由 Cummings 和 Cottel 于 1966 年报道，被认为是一种常见的独立皮肤病，可发生于儿童及成年人，病因不明。典型损害为乳白色斑，形状不规则，呈圆形或多角形，白斑境界清晰，周围无色素沉着，一般无自觉症状。白斑多分布于暴露部位，如四肢、面部及躯干部，数目多少不定。随着年龄的增长，白斑的数量会逐渐增多，而白斑的面积常无变化，并且此病不伴有系统性损害。

特发性点状色素减少症的组织病理研究显示白斑皮肤中黑素细胞的黑色素有所减少，多巴反应减弱。

如何区分外阴白斑与白癜风?

外阴白斑是一种常见妇科疾病，临床特征是外阴瘙痒，有时伴有灼热、疼痛感。患者患处皮肤粗糙，呈苔藓样增厚，有抓痕，有时出现皲裂、大小阴唇普遍变白等特征。

第5章

偏偏喜欢你

白癜风的病因病机

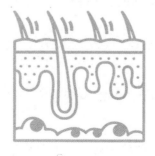

白癜风的发展方向有哪些？

白癜风的发展方向有两个，分别是恶化和稳定。

白癜风初发时在体表的某一部位出现局限性白色斑点或斑片，为米粒至指甲大小不等，单发或散在分布，多数患者无任何感觉，仅少数患者在发病前或发病时有轻微的瘙痒感。

(1) 部分患者诱发因素较明确，如药物或化妆品过敏、强光照射、外伤或感染后发病。

(2) 大多数患者白斑发展缓慢，扩散速度逐渐加快，并在体表其他部位不断出现新的白斑。

(3) 有少数患者在发病初期即出现白斑快速发展，在较短时间内便扩散至全身，呈弥漫性大片状分布。此类型儿童患者多与长期偏食或食用污染食品有关，成年患者则与精神创伤、心理压力有关。

(4) 有少数患者发病后，白斑局限、不扩散，即为稳定。

(5) 也有患者初发病时病情稳定，由于治疗不当，病情迅速发展。

白癜风皮损颜色有哪些变化？

(1) 初发病时，白斑颜色较浅，呈淡白色。

(2) 随着病情发展，白色逐渐加深，呈瓷白色或纯白色。

(3)病情发展较严重时,毳毛(汗毛)及毛发也逐渐变白,更有甚者会出现毳毛及毛发脱落、汗腺孔闭塞等症状,此时白斑区因汗腺孔闭塞而无汗液溢出,色素完全脱失,治疗难度较大。

白癜风常见发病诱因有哪些?

白癜风的发病诱因是多方面的,也有相当一部分患者查不出任何诱发因素,但是近年来通过临床、生理、病理、生化、遗传、免疫等多途径、多元化的研究,已积累了大量的资料。

(1)环境因素:我们从大量的临床病例中发现,农村地区的白癜风发病率较城市低,工业薄弱地区较工业发达地区低。根据已知的职业病可知,接触某些烷基酚化合物可诱发白癜风。例如,在工业中生产和应用酚类化合物增多,白癜风发病率亦随之增高。另外,生活中水源、空气、蔬菜、粮食等污染都会导致白癜风。工业排污造成的环境污染是近年来发病率增高的原因之一。工业生产排放的未经处理的废气、废水,以及机动车排放的尾气,均含有多种对人体有害的物质,如二氧化硫、强酸、强碱、铅、砷、汞、苯、酚等化学物质或重金属物质。近年来,研究发现,大量排放的氟类制冷剂破坏了大气层中的臭氧层,导致过量的紫外线照射到地球表面,从而对人体造成伤害。以上这些因素都可能是白癜风发病率增高的原因。

另外,农作物过度施用化肥、杀虫剂、杀菌剂、催熟剂等农药，肉食家禽过量喂食生长激素，人类食用后均会对身体健康产生一定的危害，严重的甚至导致白癜风的发生。

(2) 精神因素：皮肤是心理活动的表达器官之一。大量的临床资料证明，精神因素是引起白癜风发病或病情加重的一个不可忽视的诱因。据估计，约有2/3的患者在发病或者皮损发展阶段会出现精神创伤、过度劳累、思虑过度、悲哀焦虑、寝食不安等精神状况。经济纠纷、家庭矛盾、失恋、失业、车祸、失去亲人等情况都是诱发精神紧张的因素，情绪反应表现为惊恐、焦躁、忧虑、恼怒、沮丧、悲哀等，此所谓"因郁致病"。也有患者患病后，担惊受怕、忧心如焚，甚至悲观失望，对生活丧失信心，致使病情发展迅速，治疗难以奏效，形成"因病致郁"的恶性循环。

精神因素诱发白癜风可能有两种途径。一种是酪氨酸的生化代谢途径，从组织发生学上，黑素细胞与神经细胞都为外胚叶的衍生物。黑素细胞利用酪氨酸合成黑色素，神经细胞利用酪氨酸合成儿茶酚胺类。儿茶酚与多巴在结构上相似，当精神紧张时，交感神经兴奋，儿茶酚合成增多，对黑色素合成构成竞争型抑制。另一种是神经、内分泌和免疫途径。近代研究证明心理应激能够影响中枢神经和免疫系统之间的相互作用，这部分是通过激素和神经肽来实现的。白癜风患者往往伴有不同程度的内分泌紊乱和免疫功能失调，因此推测，精神因素诱发白癜风，可能是通过神经－内分泌系统引起免疫系统紊乱所致。

(3) 饮食因素：现代医学证实，白癜风患者的血液和白斑部位会因缺少某些微量金属元素而使体内酪氨酸的活性降低，从而影响黑色素的代谢合成，产生病变。生活中也常遇到一些因饮食不当或失调而诱发疾病或加重病情的病例。

① 酒与海鲜：由饮酒或食海鲜导致白癜风发生或加剧的病例屡见不鲜，常在过量饮酒或过食海鲜后1周左右发病。部分患者可明确指出其初发病与饮酒、食海鲜有因果关系；部分患者诉说自己每次饮酒或食用海鲜后会伴随白斑扩大；部分患者反映自己饮酒后仅白斑部位出现瘙痒。

一些从事餐饮服务行业的人或酗酒者，白斑扩展往往难以控制，其病理机制可能与饮酒影响神经、内分泌功能，造成肝脏损伤而影响蛋白质与锌的吸收合成有关。也可能与食用海鲜引起免疫反应，导致免疫失调有关。

② 过量摄入维生素C：维生素C是还原剂，参与酪氨酸代谢，抑制多巴的氧化，可使皮肤中形成的黑色素还原为无色物质和转变为水溶性的胶样物质，减少黑色素形成。维生素C广泛存在于水果、蔬菜及一些植物的叶片中。一般来说，带酸味的水果、蔬菜中的维生素C含量普遍较高。因此强调患者对柑橘、苹果、西红柿类可做必要的限制，但在门诊病史的搜集中，很少发现因过量摄入食物性维生素C而导致白癜风的发病或皮损扩大者，更多的是因为过量摄入药物性维生素C，如日常保健性长期内服果味维生素C，或其他疾病治疗中长期大量口服、注射（输

液)维生素 C,从而导致局限型白癜风转化为散发型白癜风。

③含酚类食物:多种植物性食物、咖啡、蔬菜、水果中含有大量的酚类物质,对黑素细胞具有细胞毒性作用。

此外,在临床中发现,许多挑食、偏食、饮料摄入过多及肥胖的儿童患者,其病情往往难以控制。

(4) 物理性因素:主要包括日光、冻伤、烧伤、外伤、手术等因素。

①日光:太阳光、荧光灯、白炽灯、太阳能灯等发出的光中均含有大量不同波长的紫外线。紫外线是电磁波谱的一部分,光谱位于紫色光的外侧,属不可见光。紫外线不易穿透玻璃、纸张、衣服等,但是能穿透空气。我们在大量的临床实践中发现,白癜风的发生和病情加重往往与日光照射有关。

日光中的紫外线能激活黑素细胞,表现为单位黑素细胞增多,黑素小体生成旺盛,移动加快。因此,紫外线是黑素细胞生成的动力。然而,过度的日光暴晒会导致黑素细胞功能过度亢进,促使其耗损而早期衰退;黑色素生成过多,中间产物蓄积,也会造成黑素细胞的损伤或死亡;晒伤不仅直接使黑素细胞受损,还会损伤表皮细胞,使黑素细胞与角质形成细胞接触不良,黑素小体不能通过表皮通畅排出,导致黑素小体阻滞,继发黑素细胞功能衰退;受损的角质形成细胞会释放多种炎症因子,可直接损伤黑素细胞,作为抗原进一步导致抗黑素细胞抗体的产生,诱导免疫功能紊乱,引发白癜风。

白癜风常发生于旅游、日光浴、晒伤后，且常出现于暴露部位及肤色较深的部位，说明黑素细胞功能活跃的部位或黑素细胞加速合成黑色素时，容易导致黑素细胞自毁。

②冻伤、烧伤、外伤、手术等：以上这些因素，不仅能使局部皮肤变白，也可引起远隔部位的白斑，其发病机制无非是黑素细胞损伤，诱发免疫功能紊乱。行手术治疗的患者常在皮肤切口部位出现白斑。由于机体应激性改变，也可因神经化学因素或免疫失调导致散发型、泛发型白癜风。

③机械性刺激：摩擦、压迫、搔抓是白癜风常见的诱发因素，如戴眼镜者鼻梁两侧和耳部常发生白斑；乳罩、内裤、腰带过紧等，乳房、腹股沟、腰部常出现白斑；洗澡用力搓擦，皮肤擦伤部位出现白斑；儿童因鞋大小、松紧不适，足背或内外踝处发生白斑；蚊虫叮咬或皮肤瘙痒反复搔抓后可诱发局部白斑。

(5) 化学性因素：常见病例由接触酚类化合物所致，如焦儿茶酚、对苯二酚、对叔丁酚、苯酚、丁基酚、丁基酸等化学物质。这类物质选择性破坏黑素细胞，导致色素脱失。色素脱失主要发生在接触部位，如在橡胶、塑料和树脂制造业中，对叔丁酚是一种重要原料，经常戴橡胶手套可引起手部白斑；避孕套可引起男女外生殖器白斑；戴眼镜可引起鼻梁、颧骨和耳部白斑；儿童经常玩塑料玩具可引起手部白斑；外擦含有酚类的化妆品可引起面部白斑等。

酚类物质不仅会引起接触部位白斑，还会诱发全身其他部位出现白斑,作用机制有以下两点。一是有害物质损伤局部黑素细胞后,可通过神经免疫系统扩散至其他部位。二是有些酚类物质可通过呼吸道或皮肤进入体内;含有大量酚类的食物,如咖啡、蔬菜、水果等,可经过消化道进入体内,通过全身作用而引起白癜风。

此外,外涂过氧化氢、氯化氨基汞软膏,使用皮质激素局部封闭,或经常接触石油、油漆、沥青等,也可引起皮肤色素脱失。

(6) 炎症性因素:炎症性因素包括局部炎症和全身性炎症。

① 局部炎症:包括感染性和非感染性两类。各种细菌、病毒、真菌,以及变性或死亡的组织细胞所形成的病理性渗出物,可释放多种抗原物质,引发机体的免疫反应。局部炎症反应中释放的多种炎症介质和细胞因子,均可损伤黑素细胞;黑素细胞诱导生成抗黑素细胞抗体。炎症性皮肤病因基底细胞液化变性而致黑素细胞脱失引起局部白斑,并进一步引起远隔部位的白斑。一些慢性炎症是由于角质形成细胞增生,表皮增厚,黑素细胞与角质形成细胞接触不良,从而影响黑素小体的转输和降解,致黑素小体阻滞,继发黑素细胞功能减退或死亡。

② 全身性炎症:如感冒、发热、咽痛之后不久患白癜风。病毒感染如水痘病,不仅可在皮损处引起白斑,而且在皮损之间的正常皮肤上也会出现白斑。更有一些白癜风患者在患水痘、感冒、咽痛后原白斑扩大、增多。过敏性皮肤病如湿疹、荨麻疹伴发白癜风可能是由于免疫系统紊乱。

(7) 季节因素：白癜风与季节关系密切。我们的统计表明，该病春季发病率最高，夏季次之，秋季第三，冬季最低。

许多患者常在春季或春末夏初发病或加重，其主要原因与紫外线照射有关，春季气候干燥，紫外线穿透性强，到达地面的量多，且经过一个冬季，人体对紫外线的适应性也处于较低的水平，所以白癜风的发病率升高。初春发病者又常与春节期间饮食、作息、情绪波动有关。发病也不排除与季节的气温、气压、湿度等自然因素影响内环境，继而引起神经内分泌功能紊乱有关。

(8) 年龄因素：青少年发病常与精神因素及免疫失调有关。青春期、月经初期、怀孕或临产前后、老年期、更年期发病或病情波动与神经内分泌有关，中青年患者常合并有甲状腺和肝、胃、胰等消化器官疾病，给治疗增加了难度。老年患者组织细胞生理性减退，皮肤中多巴阳性黑素细胞数目减少，治疗效果较差，尤其是更年期女性患者的病情往往难以控制，治疗效果更差。不过，更年期后的患者，对免疫调节药、活血化瘀类中药较敏感，常可获得较满意的疗效。

(9) 作息因素：白癜风的发病与作息不规律有关。研究表明有相当一部分患者因为职业的关系，从事夜间或倒班工作。夜间加班加点或丰富的夜生活，都对白癜风的发病、病情波动及治疗效果产生明显的影响。这可能是作息不规律，导致了生物钟紊乱、神经内分泌失调。

综上所述，各种外环境因素，包括社会环境因素和自然环境因素，在白癜风的发病上有重要意义。患者在积极治疗的同时，应该尽可能地分析自己病情的活动规律，发现与自己病情变化相关的环境因素，这是提高治疗效果，避免病情波动或疾病复发的一个重要环节。

微量元素代谢对白癜风有哪些影响？

微量元素铜、铁、锌、锰、碘等在人体内含量极低，但是人体新陈代谢所必需的元素。皮肤是人体微量元素重要的贮存器官，微量元素代谢对表皮细胞的代谢影响较大。

(1) 酪氨酸酶是酪氨酸合成黑色素不可缺少的关键酶，它启动了酪氨酸转化为黑色素生物聚合体的级联反应，而酪氨酸酶又是以铜离子作为辅基的，每个酪氨酸酶分子中均含有铜离子，酪氨酸酶与铜离子结合，是其具有催化活性的关键。

有学者研究发现，白癜风患者血液和皮肤中铜或铜蓝蛋白低于健康人对照组，而铜或铜蓝蛋白水平降低可能与营养紊乱使铜在体内代谢失调及遗传缺陷等因素有关。

(2) 多巴醌是多巴在含铜离子酪氨酸酶的作用下，氧化合成黑素的中间产物，优黑素和褐黑素的合成前体均为多巴醌。高浓度的锌能抑制酪氨酸的羟化，减少多巴醌生成，使黑色素的合成量减少。

(3) 如果铜、锌、锰等微量元素缺乏，可能会导致 H_2O_2 在表皮内集聚，影响脂质过氧化，对黑素细胞造成破坏。

综上所述，微量元素代谢异常对白癜风的发生发展有一定的影响。

微循环障碍对白癜风有影响吗？

微循环的基本功能是向组织细胞输送氧气和营养，带走代谢的产物，因此微循环功能正常，对于人体的生命活动有着十分重要的意义。

实验研究证明，白癜风患者的发病部位存在不同程度的微循环障碍，造成营养成分不能有效地输送到肌肤的各个部位，黑素细胞得不到足够的营养，无法正常生长发育、新陈代谢，日久黑色素脱失，局部皮肤脱色变白，发生白癜风。

有学者研究证实，白癜风皮损处毛细血管数目较正常皮肤部位要少，这也证明了白癜风的发生、发展与微循环障碍存在一定的联系。

白癜风的免疫发病机制是怎样的？

大量的临床观察及科学研究证明，免疫机制在白癜风的发病过程中发挥着重要的作用。

临床上部分白癜风患者会合并甲状腺疾病、结缔组织病、恶性黑素瘤、恶性贫血、免疫性多腺体综合征等其他自身免疫系统疾病。合并或未合并白癜风的恶性黑素瘤患者，其血清中的抗黑素瘤细胞胞质抗体和胞膜抗体，对黑素瘤细胞和黑素细胞具有免疫杀伤作用，部分患者血清中还发现有酪氨酸酶抗体等，这都证实了细胞免疫异常反应与白癜风的发病有关。

在上述一些自身免疫性疾病中，有些可检出器官特异性抗体，而在白癜风患者的血清中部分可检出甲状腺、胃、肾上腺组织的器官特异性抗体。在1965年，Langhof等发现白癜风患者血清中有一种抗黑素抗体，其证实白癜风患者存在免疫功能异常。

同形反应是白癜风患者常见的临床表现，由各种原因引起的同形反应会使白癜风病情加重，部分学者认为同形反应可能属于一种自身免疫现象。

Behl关于白癜风皮肤的病理变化的研究发现，进行期的白斑边缘有单核细胞的积聚，它们侵及真皮表皮交界处，使得表皮基底膜破坏，该处的黑素细胞及黑素缺如，这也说明本病可能是迟发型超敏反应的自身免疫性疾病。

临床上我们用皮质类固醇激素、细胞毒剂、补骨脂素长波紫外线（PUVA）治疗白癜风，能够取得一定的效果，可能与这些治疗方式抑制机体局部或全身异常免疫反应有关。可见免疫机制参与了白癜风的发病，是白癜风发病的重要机制。

白癜风与黑素细胞自毁有关吗？

Lerner 于 1971 年提出了黑素细胞自毁学说，认为白癜风的发生是由于其表皮的黑素细胞功能亢进，促使其耗损而早期衰退，同时也可能是由于细胞本身合成的黑色素的中间产物过多或积聚。

黑素细胞的主要功能是形成黑色素，人体正常、健康的肤色是黑色素合成与分解平衡的结果。当黑素细胞出现功能障碍或结构破坏时，黑色素形成减少或停止，但是黑色素降解和破坏依然进行，其结果是皮肤色素颜色变淡或脱失，从而引发白癜风。

黑素细胞内的酪氨酸也是一种酚类化合物，它的羟基对位有烷基-羟酸侧链，在酪氨酸酶的催化作用下，生成中间产物的一部分，被还原成半醌游离基，具有细胞毒性作用，能损伤由脂类及脂蛋白类等构成的细胞器膜及细胞膜。这些中间代谢产物又是黑色素形成过程中必须经过的步骤，没有这些中间产物便不会形成黑色素。

半醌类物质对黑素细胞可能具有双向作用：一方面，试验表明在皮肤上涂擦氢醌单苯醚，可使黑素细胞及其生成的黑色素数量增加，这可能是在半醌类物质的影响下，刺激了可提供黑色素合成的前列腺素的形成；另一方面，半醌类等毒性物质外涂量过大、用药时间过长，会破坏黑素细胞。也可能由于接触醌类物质，而身体清除自身细胞毒性物质的生化过程又存在先天性缺陷，体内这些毒性物质的毒性作用便会增强，使黑素细胞遭到破坏。

在黑素细胞自毁过程中可能有免疫反应参与，这种参与既破坏了黑素细胞又使黑素细胞成为抗原，通过免疫机制形成抗黑素细胞抗体，使黑素细胞受到免疫反应的损伤，出现恶性循环，黑素细胞受损越来越多，导致白癜风发生或病情加重。

黑素细胞在白癜风发病中有哪些作用？

黑素细胞是一种腺细胞，广泛存在于机体的所有组织，能合成分泌黑色素。黑色素的生成、转移和降解过程中，任何一个环节发生障碍，均可影响其代谢，导致皮肤颜色发生改变。

黑素细胞起源于胚胎期的神经嵴，在发育过程中，黑素细胞逐渐移行到皮肤，主要位于表皮基底层、外毛囊根鞘及毛球漏斗部。黑素细胞内有一种特殊的细胞器——黑素小体，是黑素细胞进行黑色素合成的场所。黑色素的作用主要是防止紫外线损伤皮肤，增加机体在炎热气候下的热负荷和阻抑皮肤中维生素D的合成，而且黑色素也是一种稳定的自由基，参与体内氧化还原反应等。可见黑色素的正常代谢是维系人体正常肤色的重要条件。

白癜风患者皮损处的黑素细胞完全消失，非皮损处的黑素细胞及黑素小体数量也减少，因此研究黑素细胞的结构、功能及黑素小体的形成及作用，对于揭开白癜风的病因，治疗和预防白癜风具有重要意义。

黑素细胞储库与白癜风有什么关系？

人体皮肤的黑素细胞存在于表皮基底层和毛囊外根鞘等，黑素细胞储库是毛囊外根鞘中无色素性的黑素细胞群。

人体皮肤有三种黑素细胞，包括表皮内中度黑素化、多树突的黑素细胞，毛囊内较小的双极、无功能的黑素细胞，这两种细胞在培养基中生长良好，能够进行正常分化增殖，还有毛囊内较大的不能进行分化增殖的高度黑素化的黑素细胞，黑素细胞储库就是由这些平时不能进行有丝分裂、无色素合成活性的黑素细胞群组成的。

白癜风皮损的组织学表现主要是表皮基底层黑素细胞最先受损，然后是毛囊储库中黑素细胞排空。研究证实人体毛囊外根鞘存在的黑素细胞储库是白癜风皮损色素再生的黑素细胞源，通过激活黑素细胞储库中无色素活性的黑素细胞，并促其分化、成熟、增殖，向周围移行，控制局部色素再生，可见黑素细胞储库在白癜风的治疗过程中起着十分重要的作用。

白癜风与内分泌有关系吗？

内分泌系统是由内分泌腺及某些器官中的内分泌细胞组成的一个体内信息传递系统，与神经和免疫系统密切联系，相互协调、共同调节机体的生理活动，并维持内环境的相对稳定。由内分泌腺或内分泌细胞所分泌的高效生物活性物质——激素，经组织液、血液传递而发挥作用。

实验研究表明，黑素细胞刺激素、皮促素、性激素能促进黑色素的合成代谢，而糖皮质激素、肾上腺素与去甲肾上腺素、甲状腺素与褪黑素可抑制黑色素的合成代谢。这些都表明白癜风与内分泌的关系非常密切。

(1) 黑素细胞刺激素：研究表明，人类的黑素细胞刺激素可能由腺垂体分泌皮促素的细胞分泌，可分为α与β两种。α黑素细胞刺激素与正常黑素细胞上的α黑素细胞刺激素受体结合，具有提高血液铜离子水平、促进酪氨酸酶活性、直接参与黑色素代谢等作用，并能刺激黑素细胞合成并分泌黑色素。可见α黑素细胞刺激素对表皮激素单位的功能调控有重要作用，同时黑素细胞刺激素还具有促进毛囊外根鞘黑素细胞储库中无黑素功能的黑素细胞分化、增殖的作用。

(2) 皮质类固醇激素：由肾上腺皮质分泌，常用的人工合成皮质激素有泼尼松、地塞米松及氢化可的松等，其对黑色素代谢的作用主要与黑素细胞刺激素有关。在正常情况下血液中黑素细胞刺激素与糖皮质激素水平相对平衡，一旦失调，则肤色受到影响。原因主要与氢化可的松抑制脑垂体分泌黑素细胞刺激素有关，而对黑素细胞的直接作用则是轻微的。外用皮质类固醇激素治疗白癜风主要与抑制局部异常免疫反应和清除表皮自由基有关。

(3) 皮促素：由垂体前叶分泌，临床上系统使用皮促素后许多患者出现原有色素痣加深，并产生新的色素痣，或局部应用后皮肤颜色加深，这些可能与皮促素含有黑素细胞刺激素有关。所以临床上常见使用皮促素治疗白癜风的报道。

(4) 肾上腺素和去甲肾上腺素：由肾上腺髓质分泌的激素，其合成原料为酪氨酸，一般状态下分泌很少，机体呈紧张状态时，交感神经兴奋，肾上腺髓质分泌肾上腺素和去甲肾上腺素。动物实验表明，微量肾上腺素和去甲肾上腺素就能抑制黑素细胞刺激素对离体蛙皮黑素细胞的作用。

(5) 甲状腺素：由甲状腺分泌，分四碘甲腺原氨酸和三碘甲腺原氨酸两种，都是酪氨酸的碘化物。

甲状腺素分泌增多，消耗了黑色素合成的原料酪氨酸，可使皮肤颜色变淡。此外，甲状腺功能亢进伴发白癜风的病例并不少见，当他们切除甲状腺后，部分白癜风患者病情有所好转。

(6) 性激素：主要由生殖腺分泌，男性和女性都有性激素，尤其是女性的雌激素、孕激素能将巯基抑制的酪氨酸酶活化，促进黑素细胞合成黑色素，使皮肤颜色变深。如孕妇常伴有面部黄褐斑及乳头、乳晕处等着色加深。

(7) 褪黑素：主要由松果体分泌，光照刺激可抑制松果体分泌褪黑素，褪黑素是黑色素合成的生理性抑制剂，通过与黑素细胞膜上特异性受体结合发挥作用，使皮肤颜色减退。因此增加光照时间能抑制褪黑素的分泌。

(8) 前列腺素：是人体内一组重要的激素，分为 A、B、D、E、F、G、H、I 等型。其中前列腺素 E_2 可刺激黑素细胞增殖和促进黑色素合成。

皮肤外伤能诱发白癜风吗？

皮肤外伤是指由跌打损伤、烧伤、烫伤、手术等造成的皮肤损伤。在生活或临床上，皮肤外伤后引起外伤处皮肤变白是常见的。某些皮肤溃疡性疾病，当溃疡愈合后在其瘢痕周围皮肤处出现白斑，并逐渐扩大融合。以上现象说明皮肤外伤可能是白癜风发病的一个重要诱因。不过，并非所有人都会在外伤后出现色素减退斑而诱发白癜风，并且色素减退斑诱发白癜风的发生时间差异也较大，有人在伤口愈合后不久发生，有人在伤口愈合后数年发生。

外伤诱发白癜风的原因非常复杂，极有可能与外伤导致局部皮肤毛细血管襻发生变化有关；也有可能是外伤使患者的机体处于一种"应激状态"，导致体内的神经内分泌系统功能紊乱，从而降低了黑色素的合成代谢；同时外伤可以造成局部组织的免疫异常。

皮肤外伤可能会使一些免疫异常的个体在局部诱发白癜风，所以白癜风患者或者易感人群应尽量避免出现皮肤外伤，尤其是进展期白癜风患者，以防病情加剧。

情绪不好会诱发白癜风吗？

精神因素是诱发白癜风的重要因素之一，尤其是情绪不好、焦虑、紧张等负性情绪会引起白斑的扩散。有研究表明，中枢神经系统存在着抑制黑色素形成的物质——麦拉唐宁，当这种物质产生过多时，就可以抑制黑色素的形成。所以，当人的精神受到刺激，情绪高度紧张或过分压抑时就会诱发白癜风或加重病情，因此要做好情绪调整，做到精神放松。

《黄帝内经》对白癜风有哪些认识？

《黄帝内经》是《素问》与《灵枢》的合称，是中国现存最早的医学典籍，反映了中国古代的医学成就，创立了中国医药学的理论体系，奠定了中国医学发展的基础。在漫长的历史发展过程中，《黄帝内经》一直指导着中国医药学的发展。如今《黄帝内经》对于中医药学的理论研究与临床实践仍然具有重要的指导意义。

《素问》中对白癜风已有描述。《素问·风论篇》曰："风气藏于皮肤之间，内不得通，外不得泄。"久而血瘀，皮肤失养变白而成此病。《素问·调经论篇》也指出"血气不和，百病乃变化而生"。

《五十二病方》对白癜风有哪些论述？

1973年，湖南长沙马王堆三号汉墓出土了帛书《五十二病方》。这是我国现存最古老的一部医学方书，书中记载病名100多个，涉及内、外、妇、儿、五官等各科疾病，其记载的病名"白处"就是指白癜风，为最早记载白癜风病名的书籍。此外，书中还记载药物240余种、医方283首（多为2味以上药物组成的复方），除记载内服外用方法外，还有灸、砭、熨、熏等多种外治方法。

《五十二病方》中涉及"白处""白毋腠"等病名的治疗有，"白处方：取灌青，其一名灌曾，取如盐□□廿分斗一，灶黄土十分升一，皆治，而□□指，而先食饮之"。可见，汉以前对白癜风治疗主要以外治法为主。

《华佗神医秘传》对白癜风有哪些认识？

《华佗神医秘传》托名汉代华佗撰写，唐代孙思邈编集，全书共22卷。卷一为华佗论病理秘传；卷二为华佗临症秘传；卷三为华佗神方秘传，收麻沸散、神膏等许多为其他医书所未载的原方；卷四至卷十九分述内科、外科、妇科、产科、儿科、眼科、耳科、鼻科、齿科、喉科、皮肤科、伤科、结毒科、急救法、治奇症法、兽医科等药方1100余方；卷二十为制炼诸药法；

卷二十一为养性服饵法；卷二十二为附华佗注《仓公传》。该书对研究中医学和指导中医临床有重要参考价值。

《华佗神医秘传》有"治白癜风方：苦参三斤，露蜂房（炙）、松脂、附子（炮）、防风各三两，栀子仁五两，乌蛇脯六两（炙），木兰皮，共捣为末，一服一匕，陈酒下。外用附子、天雄、乌头各三两，防风二两，以豚脂煎膏涂之。"值得重视的是，汉代后期已注重内服与外治相结合的方法治疗白癜风，为后世治疗白癜风又拓开新途。

《肘后备急方》对白癜风有哪些不同认识？

《肘后备急方》为古代中医方剂书，是我国第一部临床急救手册，是中医治疗学专著，为东晋时期葛洪所著。本书原名《肘后救卒方》，由葛洪《玉函方》中用于急救医疗、实用有效的单验方及简要灸法汇编而成，后经梁代陶弘景增补录方101首，改名《补阙肘后百一方》。再后来，又经金代杨用道摘取《证类本草》中的单方作为附方，取名《附广肘后方》，即现存《肘后备急方》，简称《肘后方》。

《肘后备急方》对白癜风的病名、病程及治疗也有论述，如"白癜风，一名白癫，或谓龙舐。此大难疗。取苦瓠经冬干者，穿头圆如线许，以物刺穰使遍，灌好酢满中，面封七日。先以皂荚葛揩，使微伤，以瓠中汁涂之。"说明在晋代，对白癜风的命名仍不规范。白癫，是麻风病的一种，然其病理机制与白癜风相类，尤其是其眉毛脱落后皮色变白与白癜风相似，故古医者在治疗上同样对待，这也是中医异病同治的典范。

《刘涓子鬼遗方》对白癜风有哪些认识？

《刘涓子鬼遗方》为晋代刘涓子著，南齐人龚庆宣于公元499年重编，是我国现存最早的外科专著。全书共载方140余首，载有治疗外科疾病、皮肤科疾病的外治方剂83首，其中治疗白癜风的有3首，治方中多用黄芪，实开后代内托法之先河。书中所载内治清热解毒、补托生肌，外治排脓生肌，敷以膏药等治疗经验，为后世医家所普遍采用。

南北朝时对白癜风的命名，以"白癫风""白颠风""白殿风"及"白驳风"为主，其中"治白定方，树穴中水汁向东者，熟刮白定二三过，即愈。枫树胜也。又方：疗颈及面上白驳浸淫渐长有似癣，但无疮方，取燥鳗鲡鱼，炙脂出，以涂之。先拭驳上，外把刮之，令小燥病，然以鱼脂涂，便愈。难者不过三涂之。""外把刮之，令小燥病，然以鱼脂涂"的这种清洁患处，增加局部血液循环，促进外用药局部吸收的方法，被后世医家充分发挥，医籍里这一方法的记载也被证实确有明显疗效。

《诸病源候论》对白癜风有哪些新认识？

《诸病源候论》为证候学专著，又名《诸病源候总论》《巢氏病源》，隋代巢元方等撰于大业六年（公元610年），为我国第一部论述各种疾病病因、病机和证候之专著。全书分67门1720候，卷一至二十七论内科诸病，卷二十八至三十论五官科诸病，卷三十一至三十六论外伤科诸病，卷三十七至四十四论妇产科诸病，卷四十五至五十论小儿科诸病。此书于病因方面尤多创见，使中医病因学说趋于系统、全面，为研究隋以前医学成就的重要文献。

《诸病源候论》首次提出白癜风的命名、病因病机，并对其症状的阐述较为明晰。如《诸病源候论·白癜候》云："白癜者，面及颈项、身体皮肉色变白，与肉色不同，亦不痛痒，谓之白癜。此亦风邪搏于皮肤，血气不和所生也。"主张白癜风的病因病机为"风邪搏于皮肤，血气不和所生"，对后世的影响很大。说明至隋朝，对白癜风的发生机制已经在理论上有了较明确的认识。

《千金要方》和《外台秘要》对白癜风有哪些认识？

《千金要方》又称《备急千金要方》《千金方》，是中国古代中医学经典著作之一，唐代孙思邈著，是综合性临床医著，共30卷，被誉为中国最早的临床百科全书。该书集唐代以前诊治经验之大成，对后世医家影响极大。

《外台秘要》是唐代王焘辑录而成的综合性医书。全书共1104门，均先论后方，载方6000余首。凡书中引用书籍都详细注明出处，保存了大量唐以前医学文献，为研究中国医疗技术史及发掘中医宝库提供了极为宝贵的资料和考察依据。

《千金方》和《外台秘要》弥补了《诸病源候论》有症无方的不足。记载了当时治疗白癜风的各种药物和方法，除内服药以外，还有外敷的散剂、醋剂、酊剂、膏剂、灸法等，其中许多外用药物（如汞剂、砷剂、雄黄、矾石、松脂、硫黄、踯躅、斑蝥等）目前仍为临床所广泛应用。《千金要方》记载的"白癜风，灸左右手中指节去延外宛中三壮"，实开以灸法治疗白癜风之先河。《外台秘要》强调服药时"兼食诸肺尤妙。忌食芜黄、热面、猪、蒜、油腻等。"其中"兼食诸肺"值得重视，这一主张是中医学以脏补脏理论的写照，对后世影响深远。

《太平圣惠方》对白癜风有哪些认识？

《太平圣惠方》简称《圣惠方》，全书共100卷，共分1670门。北宋王怀隐、王祐等奉敕编写，为我国现存公元10世纪以前最大的官修方书，汇录两汉以来迄于宋初各代名方16 834首，载录多种古佚医书之内容。首叙脉法、处方用药，分述五脏病证、伤寒、时气、热病，内、外、骨伤、金创、妇、儿各科诸病病因证治，以及神仙、丹药、药酒、食治、补益、针灸等内容。

《太平圣惠方》对白癜风的发病机制有了进一步的认识，如"夫肺有壅热，又风气外伤于肌肉，热与风交并，邪毒之气，伏留于腠理，与卫气相搏，不能消散。令皮肤皴生白斑点，故名白癜风也。"主张"肺有壅热""热与风交并"是其发病的一个重要因素，发展和完善了《诸病源候论》的病因病机观。书中收载治疗方剂16首，其中以单验方主治白癜风，如"生胡桃油，右一味，每服"等，丰富了外治法的内涵。

《圣济总录》对白癜风有哪些不同的认识？

《圣济总录》又名《政和圣济总录》，全书200卷，宋徽宗时由朝廷组织人员编纂。内容系采辑历代医籍并征集民间验方和医家献方，整理汇编而成，有运气、叙例、治法及临床各科病证证治，包括内、外、妇、儿、五官等多科疾病，以及针灸杂治、养生等。有论有方，录方近20 000首，保存了大量的医药理论和经验。

《圣济总录》云："白驳风……，轻者仅有白点，重者数月内举体斑白，……，毛发亦变，终年不差。"《圣济总录·卷第一十八白癜风》论曰："白癜风之状，皮肤皴起，生白斑点是也。由肺藏壅热，风邪乘之，风热相并，传流荣卫，壅滞肌肉，久不消散故成此也。"并列出"治白癜风方：杏仁去双仁不去皮尖，生用。上一味，每日晨烂嚼二七粒，于白点处揩，夜卧再用"等许多简便廉验的方药。

《丹溪心法》对白癜风的认识有哪些？

《丹溪心法》为元代朱震亨所著，全书共 5 卷，分列内、外、妇、儿诸科疾病，比较集中和全面地反映了朱氏"阳常有余，阴常不足"的学说以及气、血、痰、郁诸病治疗见解和丰富经验，是一部研究内科杂症和朱氏学说的重要著作，对现代中医临床有重要指导作用。

金元时期，因四大学派的兴起而促进了医学发展，但对白癜风的论治并没有突破性进展，仍停留在验方治疗的水平。《丹溪心法》较为详尽地描述了诱发白癜风病因中的精神因素，如书中指出"血气冲和，万病不生，一有怫郁，诸病生焉。故人身诸病，多生于郁"。

《本草纲目》对白癜风治疗有哪些见解？

《本草纲目》为药学著作，52 卷，明代李时珍所著，全书共 190 多万字，载有药物 1892 种，收集医方 11 096 个，分为 16 部 60 类，是作者在继承和总结以前本草学成就的基础上，结合长期学习、采访所积累的大量药学知识，经过实践和钻研，历时数十年而编成的一部巨著。书中不仅考证了过去本草学中的若干错误，而且综合了大量科学资料，提出了较科学的药物分类方法，并融入了先进的生物进化思想，反映了丰富的临床实践。

《本草纲目》中提到"白蒺藜子六两，生捣为末。每汤服两钱。日二服。一月绝根。服至半月，白处见红点，神效。孙真人食忌。"白蒺藜治疗白癜风的来源正是出自此书。书中收载白癜风方剂16余首，并对治疗白癜风的药物进行了归类，对后世研究和运用药物治疗白癜风影响极大。

《证治准绳》对白癜风的认识有哪些？

《证治准绳》又名《六科证治准绳》或《六科准绳》，为明代王肯堂所著，全书共44卷，收罗广博，编辑严谨，持论平正，是17世纪流传最广的医学著作之一，本书以"列证最详、论治最精"而著称。书中"医家五戒""医家十要"为医生制订守则，提出医德、医术等方面的行为准则，在中国医德史上颇有影响。

《证治准绳·疡医》中记载："夫肺有壅热，又风气外伤于肌肉，热与风交并，邪毒之气伏留于腠理，与卫气相搏，不能消散，令皮肤皱起，生白斑点，故名白癜风也。面及颈项、身体皮肉色变白，与肉色不同，亦不痛痒，谓之白驳，此亦是风邪搏于皮肤，血气不和所生也。夫白驳者，是肺风流注皮肤之间，久而不去所致也。多生于颜面，点点斑白，但无疮及不瘙痒，不能早疗，即便浸淫也。"还记载"乌蛇散，治身体顽麻及生白癜风；防风汤，治白癜风；苦参散，治肺脏久积风毒，皮肤间生白癜不止；三圣膏，治白癜风。"

《寿世保元》对白癜风有哪些认识？

《寿世保元》为明代龚廷贤所著，共10卷，对中医基础理论的阐述较详。龚氏在"医说"中概述了从"神农尝百草"、《黄帝内经》到《难经》《伤寒论》《金匮要略》及后世医家的贡献，强调中医理论一本之于《黄帝内经》。其论述包括脏腑、经络、诊脉、用药等，对诊脉描述尤详，并对脏腑、气血等重要内容作了专篇论述。

《寿世保元》对白癜风发病机制有了新的补充和完善，认为"白癜风，乃因心火汗出，及醉饱并浴后毛窍开时，乘风挥扇得之，扇风侵逆皮腠所致"。并提出宜服胡麻散或追风丸，外以洗擦药涤之。

《外科正宗》对白癜风有哪些认识？

《外科正宗》为明代陈实功著，全书共4卷，是一部明代最具代表性的外科学著作。陈氏内外治法并重，在内治上重视脾胃，常宗消、托、补三法，同时他又非常重视应用刀针等手术疗法，创造和记载了当时多种外科手术方法，书中对许多外科病证的认识颇具临床价值，全书论述外科系统而全面，对后世外科学的发展起了很大的作用。

《外科正宗》进一步完善了白癜风的发病机制，认为"紫白癜风乃一体二种。紫因血滞，白因气滞，总由热体风湿所侵，凝滞毛孔，气血不行所致，此皆从外来矣"。治疗上主张"初起毛窍闭而体强者，宜万灵丹以汗散之，次以胡麻丸常服，外用蜜陀僧散搽擦"的内外并举之法。

《外科大成》对白癜风的认识有哪些？

《外科大成》为清代祁坤所著，共 4 卷，是一部外科著作。此书辨证详明，治法丰富，是中医外科的重要参考书。

《外科大成·白驳风》记载"白驳风生于颈面，延及遍体，其色驳白，亦无痛痒，形如云片，宜先刮患处至燥痛，取鳗鱼脂敷之，三上自效，内服浮萍丸、苍耳膏等，或可奏效"。

《医宗金鉴》对白癜风的认识有哪些不同？

《医宗金鉴》又名《御纂医宗金鉴》，是清代吴谦等编修的大型医学全书，全书 90 卷，共收入 15 部医学专著。本书编次清晰，论述扼要，选方平稳，切于临床实用。并且论病皆先歌诀，后注释，有的还辅之以图，便于记诵。《医宗金鉴》既适于初学医者之朝夕诵读，又宜于临床医家之案头参考。

《医宗金鉴·外科心法要诀》提到白癜风"施治宜早，若因循日久，甚者延及遍身"，治疗主张"初服浮萍丸，次服苍耳膏；外以穿山甲片先刮患处，至燥痛，取鳗鲡鱼脂，日三涂之"。

《医林改错》对白癜风有哪些认识？

《医林改错》为清代王清任所著，共2卷，记载了王氏的气血脏腑学说的立论，对古医籍中脏腑错误进行纠正，同时描述了一些杂症辨治，尤其是气虚血瘀的辨证论治，均从临床实际出发。全书收载王氏自制或改制古方而成的32首活血化瘀方剂及其在临床运用的经验。

《医林改错·通窍活血汤所治症目》中有"白癜风血瘀于皮里"之说，并主张用通窍活血汤化裁治疗，为中医论治白癜风又开拓了新的途径。

古代医家对白癜风病因病机有哪些认识？

古医籍中对白癜风病因病机的记载很多，《普济方》认为"肺脏壅热，风邪乘之，风热相并，传流营卫，壅滞肌肉，久不消散，故成此也"；《医宗金鉴》认为"肉色忽变白，亦不痛痒，有风邪搏于皮肤，致令气血失和"；《医林改错》指出"血瘀于皮里"；《素问·调经论篇》指出"血气不和，百病及变化而生"；《诸病源候论》认为"风邪搏于皮肤，血气不和所生也"。由此可见，古代医家对白癜风病因病机的认识多以风邪相搏、气血失和、内热感邪立论。

(1) 风邪致病说：古代医家多认为白癜风的病因是以风邪为患，发无定处，与肺肾二脏相关。如《太平圣惠方》将本病归入"诸风门"类，曰"此皆风之与热伏留肌腠之间，气血不和，乃生斯疾也"；《诸病源候论》则将其归属于"发无定处"类，提出"风邪搏于皮肤，血气不和所生"；《证治准绳》指出"肺风流注皮肤之间，久而不去所致"；《医学入门》曰"肝风搏于皮肤，血气不和所生也"；《本草经疏》认为"肝脏血虚生风所致，因为肝为风木之位，藏血之脏，血虚则发热，热甚则生风"。以上学说均提示了本病的发病特征及规律。

(2) 内热感邪致病说：素体内热，兼感风邪而闭阻经脉，酿成白斑。如《普济方》认为本病因"肺脏壅热，风邪乘之，风热相并，传流营卫，壅滞肌肉，久不消散"所致；《寿世保元》指出本病"乃心火汗出，及醉饱并浴后毛窍开时，乘风挥扇得之，扇风侵逆皮腠所致"。提出由于心火及肺热之体，兼感风邪而致病。

(3) 气滞血瘀致病说：情志不遂，肝气郁结，气滞血瘀；或跌打损伤，瘀血不化，均可瘀阻经脉，使肌肤失养，生成白斑。

如《外科正宗》认为白斑可分为紫白二种，紫因血滞，白因气滞，"总由热体风湿所侵，凝滞毛孔，气血不行所致"；《医林改错》则更明确指出白癜风"血瘀于皮里"。

由此可见，古代医家认为白癜风的病因涉及肺、肝、心三脏，与风、热、湿、气、血相关，病机是气血不和或气滞血瘀，病位在皮肤腠理。现代医家治疗白癜风也采用和血祛风、疏肝解郁、活血化瘀、清热利湿等方法，说明古代医家的理论对于本病的治疗有一定的指导意义。

新中国成立后对白癜风的研究有哪些新进展？

新中国成立后，对白癜风的病因、发病机制、治疗、调养护理进行了深入研究，进一步丰富了白癜风辨证论治方法。

20世纪50年代末，全国兴起献方运动高潮，各地名贤医哲纷纷献方，其中许多家传秘方验方至今仍为临床医生所采用，卫生部中医研究院的《中医外科学简编》，顾伯华主编的《中医外科临床手册》及《实用中医外科学》，朱仁康主编的《中医外科学》等著作，对白癜风的论治做了系统的整理和总结。20世纪80年代末至今，学者们对白癜风的研究从多角度入手，也取得了可喜成果。尤其是近代学者应用多种方法治疗白癜风的大量临床报道，内容相当丰富，经验也十分宝贵。1994年国家中医药管理局发布中医药行业标准《白驳风的诊断依据、证候分类、疗效评定标准》，2010年卫生部制定《白癜风临床路径》，2021年中国中西医结合学会皮肤性病专业委员会色素病学组组织编写了《白癜风诊疗共识（2021版）》，为促进我国白癜风医学发展，规范白癜风诊疗行为起到了重要作用。

白癜风的中医发病诱因有哪些？

中医认为人体是一个有机的整体，人体的各个部分是有机联系的，这种联系是以五脏为中心，通过经脉的沟通和联系，将人体各脏腑、孔窍、皮毛、筋肉、骨骼等组织紧密地连接成一个统一的整体。所以皮肤的生理活动及功能是通过经络与脏腑联系的。

经络是运行气血的通路，经和络既有联系又有区别。经指经脉，犹如途径，贯通上下，沟通内外，是经络系统中的主干；络为络脉，譬如网络，较经脉细小，纵横交错，遍布全身，是经络系统中的分支。经络系统由十二经脉、奇经八脉、十五络脉和十二经别、十二经筋、十二皮部及许多孙络、浮络组成。白癜风主要是内外多种因素导致孙络、浮络受损，继而阴血不足，皮肤失养，出现白斑。因为经络及脏腑未被累及，所以全身症状不明显。因风性善行而数变，所以白斑常发无定处、形态大小不一。

(1) 六淫为患：六淫是指风、寒、暑、湿、燥、火六种致病因素。在正常情况下，风、寒、暑、湿、燥、火是自然界的六种气候变化，称为"六气"，六气的正常运行变化，有利于万物的生长变化，但如果六气太过或不及，则气候反常，在人体抵抗力低下时，就能成为致病因素，则称"六淫"或"六邪"。在白癜风的发病中，风邪首当其冲，因为风为百病之长，常与寒、暑、湿、燥、火合而为病。皮肤腠理不密，风邪乘虚而入，可入皮肤，伤及经脉。

(2) 七情所伤：七情即喜、怒、忧、思、悲、恐、惊七种情志活动。一般情况下，七情是人对外界事物或生活环境中各种影响的精神和情志的反应，属于正常精神活动。然而，如果外界事物或生活环境引起人的精神情志波动剧烈或突然，或持续时间长，超过人体生理活动所能调节的范围，引起体内阴阳、气血失调，脏腑、经络功能紊乱，导致疾病的产生，即为七情致病。

人的情志活动与相应内脏有密切联系，如在《素问·阴阳应象大论篇》提到"人有五脏化五气，以生喜怒悲忧恐"。又有肝"在志为怒"，心"在志为喜"，脾"在志为思"，肺"在志为忧"，肾"在志为恐"。不同的情志变化所伤多累及相应的内脏，如暴怒伤肝，过喜伤心，思虑伤脾，过忧伤肺，大恐伤肾，但情志变化与脏腑的关系并不是绝对的，因为人是一个有机的整体，心为五脏六腑之主，精神之所舍，心主神志，所以神的异常变化都与心有关。情志内伤导致皮肤气机运行不畅，气血不和，阴血不足，皮肤失养，导致皮肤出现白斑；气滞血瘀，则白斑周围出现色素沉着。

(3) 饮食失宜：饮食不足则营养不良，影响人体健康及发育。

过食肥甘厚味，可助湿、生痰、化热；过食生冷损伤脾阳，可出现腹痛、腹泻等；饮过量，宜生湿热，伤人气血。气血受损，皮肤失养，则出现白斑。

(4) 劳逸失常：过度劳累和过度安逸均可引起正气亏损。"劳则气耗"，持续性的过度劳累，则耗伤正气；过度安逸，缺乏锻炼，会使气血运行不畅，导致皮肤气血失和，皮肤失养则出现白癜风；气滞血瘀则白斑周围出现色素沉着。

(5) 外伤：外伤包括金刃、跌仆伤（棍棒伤、枪弹伤、金刃伤、跌打损伤、持重努伤等）、烧烫伤、冻伤及虫兽咬伤等。外伤导致经脉受损，气血不能濡养皮肤，则皮肤出现白斑。

外感风热湿邪与白癜风有哪些关系？

在六淫之邪中，与白癜风发病最紧密的是风、热、湿三种邪气，外邪自皮毛而入，侵袭人体，首先伤及肌肤腠理，内不得疏泄，外不得透达，导致经络受阻，使局部皮肤气血不和失养而变生白斑。春夏季节人体最易感受风、热、湿邪，这也就是白癜风易在春夏两季发病与加重的原因。风邪为六淫之首，其性开泄，风邪乃是其他五淫的先导与依附，其他邪气可依附风邪而侵入人体发病。六淫既可单独发病，也可相兼为患，比如风热相兼、湿热相兼、风湿相兼、风夹湿热为病等，亦有很少数医家认为也可在秋冬季感受燥邪、寒邪发病。

白癜风发病与肝气郁滞有何联系？

肝为刚脏，将军之官也，其生理特性为喜条达，而恶抑郁，对人的情志活动起到重要的调节作用。反之，长期不良的负面情绪，比如心烦易怒、思虑过度，郁郁寡欢等，当超过肝主疏泄的自身调节能力时，就会影响肝脏功能的发挥，导致肝失疏泄，气的升降出入等有序运动将受到破坏，形成肝郁气滞的病理状态。气的运动受到阻碍，气为血帅，血液的运行需要气的推动，气滞状态进一步发展可引起血液运行的异常，致气血不和，不能营养肌肤而使其出现白斑。

瘀血阻滞在白癜风发病中有何作用？

清代医家王清任很早就已经提出有关白癜风"血瘀于皮里"的发病机制。瘀血是人体的一种病理产物，而它也可以反作用于人体，成为发病因素。瘀血包括两种，即积存体内的离经之血与血运不畅，凝滞于经脉之中的瘀血。白癜风瘀血的形成主要可以总结为以下三种方式，即各种外伤所致离经之瘀血，肝气受侮、气机不畅、气滞发展所形成的瘀血，以及久病、大病失治因虚成瘀。瘀血阻滞经脉，导致新血不生，肤失所养而生白斑。此外，有人认为痰湿病理产物也可引起白癜风。

气血不足与白癜风发病有哪些联系？

"气血足则肌充皮致"，反之"气血虚则肉减皮丛"，人体气、血、津液、精等营养物质不足，皮表失荣而生白斑。气血不足一方面是由于生成不足。人体气血主要来源于饮食，依靠后天之本脾胃的运化功能而成，因此各种原因导致的脾胃虚弱可以引起气血生化乏源而致生成不足。饮食过饱过饥，嗜食辛辣刺激、过冷过热、肥甘厚腻等，思虑过度伤脾，肝郁肝怒克脾，外界湿邪、寒邪伤及脾阳，先天禀赋不足肾精亏乏影响后天，这些均可以损伤脾胃，导致脾胃虚弱。气血不足另一方面是由于消耗太过，突然的亡血失精或者久病、大病耗伤等都可致气血不足。此外血虚生内风，同气相求，易感受外风，内外风合邪而发病。

脏腑虚损在白癜风发病中有哪些作用？

人体皮毛的功能与脏腑之间关系密切，其中与肺的关系最为直接和紧密。肺在五体中合皮，在五脏中外华为毛，肺气的宣发及肺朝百脉的功能可以将人体内卫气、水谷精微以及津液布达于体表，润泽滋养皮毛。倘若肺的生理功能失调，则会直接引起皮毛的病理变化，肺风流注则肤生白斑，所谓肺虚则本色外现。

脾胃为后天之本，仓廪之官也，中州气旺，脾阳健运，胃阴充足，人体的消化吸收机能才能旺盛，各种精微物质才能得到后天不断的补充，人体各部位包括皮毛也才能获得充分的滋养，否则肌肤失于濡润而化生白斑。

肾脏主藏人体精微物质，为阴阳之根，具有推动人体机能的原动力。先天禀赋不足，年老体衰，久病、大病耗伤元气，房劳过度等以及五脏的阴阳虚损最终都会逐渐累及肾脏，导致肾气不足，肾精亏乏。气血津液精等物质依赖肾中精气所化生，肾脏的虚损，也将会使肌肤失于濡润而化生白斑。

中医讲求整体观念，一方面是天人合一，人与自然界的互感互应，另一方面是人体自身是一个有机的整体，各脏腑在生理上相互联系，在病理上相互影响。在白癜风的发病过程中，也应重视脏腑之间的影响。

(1) 肺肾之间：根据五脏、五色及五行生克关系理论，肺属金主白色，肾属水主黑色，金生水，肺为肾之母，肺肾之间的母子相生关系必然会在病理状态时互相影响。白癜风皮损处发白，周围会有色素沉着，这种白黑两色的异常表现也很好地说明了肺肾之间的病理联系，同时对辨证论治具有重要的指导意义。

(2) 肝肾之间：两者共居下焦，肾为癸水，肝为乙木，水生木，肾为肝之母，肾主藏精，肝主藏血，肝之清血乃为肾中精气所化生，此所谓母子相生，乙癸同源，精血互化。因此厥阴风木必待少阴之精充足才能够血充气畅，疏泄条达。两者在血液等精微物质的生成与运动代谢方面发挥着重要作用，因此肝肾不足会导致血不荣肤，皮毛失养，化生白斑。

(3) 脾肾之间：脾为后天之本，肾为先天之本，在生理方面脾气健运需要肾阳的温煦作用，同时肾中封藏精气也需依赖脾运化生成的水谷精微的补充，此所谓先天生后天，后天养先天。在疾病过程中，两者也相互影响，脾阳虚弱久则及肾，引起肾阳不足。《黄帝内经》认为"多白则寒""黑白为阴色"，故白癜风当属阴证、寒症。这也就是临证中有些医家会辨为脾肾阳虚型白癜风的原因。

气血失和对白癜风发病有什么影响？

凡七情内伤，饮食失宜，劳倦过度，外感邪气，抑或跌仆、虫积等，多种因素相互作用均可使气血失和，风邪入袭，蕴生白斑。

从中医角度看，白癜风的发病外与风湿热邪相关，尤以风邪为主导，内责之肺、脾、肝、肾脏腑功能的失调。病机总结来说，一方面是肌肤经络受邪阻滞，气血不能畅达毛发而变白，属实证；另一方面是脏腑虚弱，气血不足，肌肤失养而发白，属虚证；或者两者兼而有之，虚实夹杂。

哪些药物易诱发白癜风？

在临床上我们见过不少因服用某些药物而导致皮肤脱色，医学上叫作药物性白斑，这是一种继发性白癜风。易诱发白癜风的药物如下所示。

(1) 人造香料、降压药、利尿药。

(2) 滴眼药。

(3) 胱氨酸、半胱氨酸、二基丙醇、青霉胺。

(4) 硫脲、硫尿嘧啶、甲状腺素、肾上腺素、去甲肾上腺素。

以上药物均有可能由于个体差异而影响黑色素的合成代谢，所以在使用时应慎重，并进行自我观察。

第 6 章

现代治疗方法多

白癜风的西医治疗

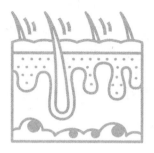

国内外白癜风治疗现状如何？

随着科学技术的迅猛发展，白癜风的研究及治疗也取得了可喜的成绩，从中医中药的研究到现代科技理论的发展，从单验方的治疗经验到表皮细胞的移植，都取得了长足的进步。类固醇激素、紫外线照射、PUVA 以及中医中药等传统的治疗方法都取得了一定的疗效。

自体表皮移植治疗白癜风是 20 世纪 50—80 年代就开展的一种治疗方法，这种方法虽然可以使少数患者白斑部分的黑色素再生，但其颜色不均匀，有明显局限性。

光化学疗法配合中药治疗白癜风的研究为中西医结合治疗白癜风开辟了一条新的途径。白癜风是由酪氨酸 - 酪氨酸酶系统障碍引起的色素脱失，长波紫外线能抑制表皮内羟基及黑素紧张素，激活酪氨酸酶活性，从而恢复或加速黑色素的形成、增殖和转移，使皮损区恢复正常肤色。

近年来随着免疫学研究的不断深入，发现白癜风患者会出现细胞免疫低下、体液免疫亢进等免疫功能紊乱现象，这种现象在治疗后会有不同程度的改善，因此在治疗的同时，应注意调节患者的免疫功能，以提高疗效，这也是今后综合研究白癜风治疗与预防的课题之一。

白癜风的治疗原则是怎样的？

目前西方医学还没有根治白癜风的办法和药物，一般认为，皮肤泛发的进展期患者，可口服皮质激素（如泼尼松等）、采用光化学疗法；皮损面积小且病情稳定的患者，可选用黑素细胞自体移植、自体小片移植等手术治疗。总之，无论采用何种治疗方法，都应遵循以下治疗原则。

(1) 早期治疗原则：诸多临床实践经验表明，在白癜风初发期进行治疗是相对比较容易的。初发 1~2 个月的白斑，往往治疗 0.5~2 个月即可完全消失。这是因为初发的白斑皮损内尚存有未完全破坏的黑素细胞，此时治疗可使白斑皮肤基底层的黑素细胞修复、分裂增殖，分泌黑色素，并经树枝状突起输送至表皮各层，达到最佳的治疗效果。同时初发的白斑面积较小，周围正常皮肤的黑素细胞可向白斑区移行，也有助于白斑迅速消失，缩短疗程。

病程超过 1 年者，疗程则相对延长；病程数年甚至数十年者，由于白斑内表皮基底层的黑素细胞被完全破坏，甚至毛囊内的黑素细胞也完全消失，治疗就相对困难。

因此，早期发现、早期诊断、早期治疗是治疗白癜风的一个重要原则。

(2) 分期治疗原则：白癜风在病程上可分为静止期和进行期，治疗上应分辨病期，灵活用药。

进行期的白癜风应以内治为主，调节机体的免疫功能和神经内分泌功能，如伴有甲状腺病、糖尿病、肝病等其他系统疾病，应同时予以治疗。进行期切不可接受强烈的日光或紫外线照射，以免加重黑素细胞的自身破坏。同时也不可外涂氟尿嘧啶、氮芥、补骨脂等强烈刺激性药物，以免产生局部刺激反应，损伤黑素细胞，加重免疫紊乱，导致白斑扩大、扩散。

对于稳定期白斑，尤其是小面积稳定期白斑，可考虑以外用药为主，同时配合光疗。

(3) 综合治疗原则：由于白癜风的发病因素复杂，各种因素互相影响，互为因果，其具体机制又尚未完全阐明，任何单一的治疗方法或单种药物的作用往往有限，且疗程较长，治愈率很低。现阶段白癜风治疗应坚持综合治疗的原则。

我国几千年的中医药实践积累了丰富的白癜风治疗经验和方药，如果能中西医结合，无疑比单纯使用西药效果要好。

因此，白癜风的治疗强调坚持综合治疗，即内服外用相结合、中西医相结合、药物和理疗或其他疗法相结合。

西医治疗白癜风常用的方法有哪些？

白癜风是一种后天性皮肤色素脱失症，发病原因不明，发病机制复杂，西医目前尚无十分理想的治疗方法。常用的西医治疗方法有以下几种。

(1) 药物疗法：常用的药物包括呋喃香豆素、免疫调节药、卡泊三醇、氟尿嘧啶、蒽林、苯丙氨酸、碘酊等。

(2) 皮质激素疗法：常用给药方式包括口服、局部注射、外用。

(3) 光疗法：包括光疗法、紫外线疗法、红外线疗法和光化学疗法。

(4) 外科疗法：包括组织移植、细胞移植。

(5) 物理疗法。

(6) 脱色疗法：用脱色剂使久治不愈的白斑边缘着色过深的皮肤变淡而接近正常肤色，或消除泛发性白斑中残存的正常皮肤色素，从而达到肤色一致的效果。

(7) 遮盖疗法：用含染料的化妆品涂擦白斑处，使其颜色接近周围正常皮肤颜色的一种疗法。

怎样选择白癜风的治疗药物或方法？

白癜风的治疗方法与药物种类繁多，但各有一定的疗效和优缺点。经过长期的临床实践，其中有些疗法和药物已经少用或不再使用，如铜离子静脉注射疗法；有的仍在使用，并且已经成为主要的治疗方法，如呋喃香豆素类药物、糖皮质激素疗法等；有的尚处于探索阶段，如激光疗法、手术疗法等。

在使用药物治疗的过程中，某种药物可能对一部分患者疗效较好，对另一部分患者疗效欠佳，甚至无效，因此后者常需换用其他药物才能收效。有些患者初期对某种药物反应良好，在治疗中疗效逐渐降低，在这种情况下也需要更换其他药物。

白癜风一般以外治（局部用药）为主，特别是小面积损害。在广大农村地区，治疗时可优先考虑使用单方、验方、效方；在医疗条件好的城镇，可以先用补骨脂素类的呋喃香豆素类药物外涂。对于涂药后出现局部红肿且炎症消退后白斑随之扩大者，或处于进展期的患者，应换用或先用刺激性小的药物，或以糖皮质激素制剂外涂。

氮芥酊、芥子气软膏及甲氧沙林、香柠檬油乙醇溶液等补骨脂素类药物，容易引起皮肤发红、肿胀及起疱等较为强烈的皮肤刺激或光毒反应，有时也会诱发局部皮肤同形反应使白斑扩大。为减少这种反应，可采取更改涂药时间，或缩短光照时间，或减少涂药与光照次数，或酌情降低药物浓度等措施。反之若涂药后局部反应不明显，可适当提高药物浓度或延长光照时间。

糖皮质激素制剂外用多无刺激性，但若涂药后皮损颜色反而变白、脱色更明显，则应停药。长期外用糖皮质激素软膏应注意可能出现的局部皮肤萎缩、毛细血管扩张、皮肤感染及多毛或毳毛变粗等不良反应。如果是泛发性白斑或白斑在短期内迅速蔓延者，可加服中药或糖皮质激素以期控制病情，促使其好转。内服中药一般无不良反应。系统使用糖皮质激素时需注意禁忌证及可能出现的并发症,常见的有溃疡、高血压、糖尿病、肺结核、肾功能不全等症。

目前国内外治疗白癜风已取得了一定的成功经验,如果患者能及时、主动、耐心地配合医生治疗,在治疗过程中又能持之以恒,一般都能取得较好的治疗效果。

治疗白癜风常用的西药有哪些?

目前治疗白癜风的西药主要有以下几种。

(1) 呋喃香豆素类药物:这类药物以补骨脂素为代表,通过增强对紫外线的敏感性,增加表皮中黑素细胞的密度和黑素细胞内酪氨酸酶的活性,从而促进黑色素的生化合成与运转,使肤色恢复正常而达到治疗目的。

(2) 糖皮质激素:包括可的松、氢化可的松、泼尼松、泼尼松龙、地塞米松、倍他米松、曲安西龙等,治疗白癜风的有效机制尚不清楚,但能抑制免疫反应,起到保护黑素细胞的作用。

(3) 遮光剂:是一种可以吸收紫外线或防止紫外线穿透皮肤的化学物质。在白癜风治疗中可起到保护皮肤和美容的作用。

(4) 遮盖和脱色类药物。

(5) 新药,如维生素 D_3 衍生物、钙调磷酸酶抑制药等。

(6) 其他药物,如氮芥酊、升华硫氯化氨基汞洗剂等。

补骨脂素类药物如何治疗白癜风？

补骨脂素属于呋喃香豆素类，补骨脂素及其衍生物属于光毒物质，并不能直接产生黑色素，可特异性地吸收紫外线而产生光生物学效应以达到治疗目的，此药是最早应用，也是一直应用的治疗白癜风的药物。

目前认为该药物治疗白癜风的作用机制包括：①增强皮肤对紫外线的效应，增加表皮黑素细胞的密度，将还原黑素氧化成黑色素，并促使其扩散；②通过皮肤炎症反应破坏皮肤中的巯基化合物，激活酪氨酸酶活性，使黑色素合成及转运增加；③刺激角质形成细胞释放促黑素细胞生长因子，使表皮或毛囊中剩余的黑素细胞增殖；④消除黑素细胞上白癜风相关抗体的表达，阻断对黑素细胞的破坏。

目前使用的有甲氧沙林（8-MOP）和4,5,8-三甲基补骨脂素（TMP）。8-MOP是从植物大阿美中提取的，而TMP则是1960年人工合成的。对泛发型白癜风成年患者，一般采取内服疗法，并进行长波紫外线照射；对局限型成年患者和儿童患者，局部外用药后进行长波紫外线照射，以产生红斑为度。

治疗白癜风的糖皮质激素药物有哪些？

肾上腺皮质激素是肾上腺皮质分泌的激素，按其生理作用可分为糖皮质激素和盐皮质激素两大类。糖皮质激素按半衰期可分为短效类，如可的松、氢化可的松；中效类，如泼尼松、泼尼松龙、甲泼尼松、曲安西龙；长效类，如地塞米松、倍他米松，帕拉米松。

糖皮质激素治疗白癜风效果怎样？

糖皮质激素治疗白癜风分为系统用药与局部外用两种，其疗效与白癜风类型、病期、病程、部位及年龄有关。

(1) 寻常型白癜风疗效优于节段型，在寻常型白癜风中又以局限型与散发型为好。

(2) 进展期白癜风的疗效比稳定期白癜风好。

(3) 病程短者疗效好，病程超过 7 年者，经过药物治疗病情可好转，但很难治愈。

(4) 暴露部位白斑效果较好，暴露部位又以面部白斑治疗较容易，手足等肢体末端及易受摩擦、压迫处白斑治疗较困难。

(5) 儿童白癜风患者对糖皮质激素敏感，疗效比成年人好。

他克莫司治疗白癜风安全性如何？

他克莫司软膏经美国食品药品管理局批准用于治疗特应性皮炎。它是一种免疫调节药，在临床实践中已被发现能有效治疗包括白癜风在内的一些免疫异常的皮肤病。

他克莫司软膏有 0.03% 和 0.1% 两种不同浓度，12 岁及以下儿童选用低浓度，12 岁以上选用高浓度，每日 2 次外涂白斑处，两次间隔 8 小时以上。他克莫司软膏局部应用治疗白癜风耐受性好，可用于 2 岁及以上儿童病例。不过，他克莫司软膏的涂药面积应小于体表面积的 20%，疗效随疗程延长而增加，用药超过 6 个月时，宜与其他药物交替或者间歇使用。他克莫司软膏局部应用不影响胶原蛋白的合成，所以不会引起皮肤萎缩，可用于糖皮质激素不宜使用的眼睑、会阴、乳房与褶皱部位。

如何使用他卡西醇软膏治疗白癜风？

他卡西醇软膏是一种活性维生素 D_3 制剂，每日外涂 2 次，1 个月后观察疗效。他卡西醇软膏能使最初色素再生时间提前，从第 2 个月起色素再生明显增多，对于治疗效果差、见效慢的患者，他卡西醇软膏联合其他治疗方法可以提高疗效，加速色素再生。此外，他卡西醇软膏对敏感部位的皮损、对糖皮质激素和补骨脂素长波紫外线疗法有不良反应的患者疗效较好而且安全。

他卡西醇软膏联合窄谱中波紫外线（NB-UVB）照射治疗能加快见效时间、缩短疗程，减少 NB-UVB 的累及剂量和不良反应。治疗时先将他卡西醇软膏均匀薄涂于白斑处，30 分钟后接受 NB-UVB 照射治疗。治疗初始剂量在局部照射为 0.5 焦/厘米^2，在全身照射为 0.4 焦 / 厘米 ^{2}，每周照射 2 次，每次照射剂量递增 0.1 焦 / 厘米 ^{2}。如果出现轻度红斑或瘙痒症状，维持原照射剂量直至症状消失；如果有疼痛性红斑或水疱，则待消退后再进行照射，照射剂量可减少 20%。该疗法最高剂量可达 3.0 焦 / 厘米 ^{2}。其中面、颈部皮损对治疗最为敏感，效果最佳，躯干次之，手足部位较差，联合治疗不良反应较小。

什么是光疗法？

光是人眼所感受到的可见光，是电磁波大家族的成员之一，有波动性和粒子性的双重特性。由于波长不同，人眼可感受到红、橙、黄、绿、蓝、靛、紫等不同色彩。有时也将紫外线、激光、红外线等一些肉眼感受不到的部分归属到光的范畴。光疗是指利用不同波长光源的物理特性治疗各种皮肤病，常见的有红外线、激光、紫外线疗法。

(1) 红外线：为波长 0.76～1000 微米的不可见光，治疗使用的红外线可分为短波红外线（760 纳米～1.5 微米）和长波红外线（1.5～400 微米）两个波长。

(2) 激光：通过能量源发射强光、电流等某一形式的能量，激发红宝石晶体、燃料、二氧化碳等激光物质后产生单一波长的光，并在谐振腔内放大后形成一种具有单波长、高能量、相干性和平行方向特征的光。利用激光在皮肤组织上所产生的特殊生物学效应,可以治疗多种皮肤病。氦氖激光、二氧化碳激光、脉冲二氧化碳激光、准分子激光等是用于治疗白癜风的常用激光。

(3) 紫外线(UV):为不可见光,位于可见光的紫光之外,波长为190～400纳米,依据生物学特性可分为短波紫外线、中波紫外线和长波紫外线,其中中波、长波紫外线可用来治疗白癜风。

医用紫外线疗法采用人工光源,常用的如高压汞灯、金属卤素灯和荧光灯等,其中荧光灯管的波长和强度都比较稳定,目前应用广泛。

什么是光化学疗法?

光化学疗法(如PUVA)是一种治疗白癜风等皮肤病的方法,它通过摄入或局部涂补骨脂素等光敏物质,进行长波紫外线照射导致机体产生光毒反应。1948年,Mofty EL等治疗白癜风时,以补骨脂素口服、局部外用或联合其他方法,然后暴露于太阳光或者老式紫外线灯下的方式进行治疗,取得了令人满意的疗效。随后光敏剂8-甲氧沙林、3-甲氧沙林、5-甲氧沙林等先后问世,1982年美国食品药品管理局正式批准8-甲氧沙林应用于临床。之后PUVA得到了迅速的推广应用,目前已广泛应用于临床,成为国内外医学界公认的一种治疗白癜风比较成熟、有效的方法。该疗法治疗白癜风具有白斑复色率高、不良反应少、简单方便等特点。

随着医学的进步,人们对补骨脂素的光生物性、光化学性及光治疗学的了解日臻完善,但已有证据表明PUVA具有一定的致癌性,应引起临床医生的高度重视。

常用的中药光敏剂有哪些?

光化学疗法在治疗白癜风时,需口服或外用光敏剂才能增强皮肤对长波紫外线的光敏性。光敏剂中具有光敏作用的主要成分为香豆素类组分。国外医药界主要从大阿美的种子中提取作为PUVA的光敏剂。我国中医药工作者经过研究发现,许多中草药中含有此类光敏物质,如白芷、独活、蛇床子、补骨脂、无花果等,而且从这些植物中提取的香豆素类物质,其光敏作用与从大阿美种子提取的光敏物质相近,也可作为PUVA的光敏剂。

(1) 补骨脂:又名破故纸、胡韭子、黑故纸等,为豆科植物补骨脂的种子,含有补骨脂素、异构补骨脂素、花椒毒素、补骨脂定、补骨脂呋喃香豆精、异补骨脂定等香豆素类物质,其粗制单剂与其他中草药组成复方制剂内服或外用,均有致皮肤光敏作用,可作为PUVA光敏剂,是国内目前临床最常用的治疗白癜风的中药之一。

(2) 白芷:又名香白芷、芳香、泽芳、符篱等,为伞形科植物兴安白芷、川白芷、杭白芷和云南牛防风的根。兴安白芷含有当归素、氧化前胡素、欧芹属素乙、珊瑚菜素、白芷毒素、花椒毒素、东莨菪碱、5-甲氧基-8-羟基补骨脂素；川白芷中另含白芷灵、川白芷灵、佛手柑内酯、伞形花内酯；杭白芷含异欧芹属素乙、欧芹属素乙、佛手柑内酯、珊瑚菜素、氧化前胡素、水化氧化前胡素等多种香豆素类物质。其粗制品内服、外用均有较好的致光敏作用，可作为PUVA的光敏剂。

(3) 独活：别名为香独活、肉独活、川独活、资丘独活、长生草、独摇草等，为伞形科植物，其根中含花椒毒素、香柑内酯、欧芹酚甲醚、异欧前胡内酯、二氧山芹醇等多种香豆素类物质。独活单味或其总香豆素提取物，以及与其他中草药组成复方制剂内服或外用，均能增强皮肤对长波紫外线的致光敏作用，可作为PUVA的光敏剂。

(4) 羌活：别名为羌青、护羌使者、胡王使者、羌滑、退风使者、黑药等，为伞形科植物，其根、茎中含异欧胡内酯、8-甲氧沙林、5-羟基香柑素、香柑素、8-甲氧基异欧前胡内酯等多种香豆素类物质。羌活单味或与其他中草药组成复方，内服或外用均能增强紫外线的致光敏作用。

(5) 前胡：别名为鸡脚前胡、官前胡、山独活等，有白花前胡和紫花前胡两种。白花前胡根中含消旋白花前胡素A、B及右旋白花前胡素C、D、E和5-甲氧沙林，8-甲氧沙林等香豆素类物质；紫花前胡根中含有紫花前胡素等香豆素类物质，其单味或与其他中草药组成复方的粗制品，内服或外用均有增强紫外线的致光敏作用。

(6) 无花果：别名为阿驵、阿驿、映日果、优昙钵、蜜果、文仙果、奶浆果、品仙果等，为桑科植物。其根和叶中含有补骨脂素、佛手柑内酯等香豆素类物质。新鲜无花果叶或根捣烂取汁外用，或将无花果制成注射液肌注，都能增强紫外线的致光敏作用。

(7) 茴香：原名小怀香，又称香丝菜、小茴香、茴香子、谷香、浑香等，为伞形科植物，其果实中含有花椒毒素、欧前胡内酯、香柑内酯等香豆素类物质。其单味粗制品内服或精馏成注射液肌注，可增强紫外线的致光敏作用。

(8) 蛇床子：别名为野茴香、蛇床实、蛇床仁、蛇珠、野萝卜碗子、秃子花、蛇米等，为伞形科植物蛇床子的种子，含有佛手柑内酯、欧芹酚甲醚、花椒毒素、别欧芹属素乙、异茴芹香豆素等香豆素类物质。其乙醇提取物外用可增强紫外线的致光敏作用。

(9) 北沙参：别名为莱阳参、海沙参、银沙参、辽沙参、苏条参、条参、北条参等，为伞形科植物珊瑚菜的根，含补骨脂素、花椒毒素、香柑内酯、异欧前胡内酯、欧前胡内酯等多种香豆素类物质。其单味或与其他中草药组成复方的粗制剂，内服或外用均可增强紫外线的致光敏作用。

(10) 防风：别名为铜芸、回云、回草、百枝、百种等，为伞形科植物防风的根，含香柑内酯、补骨脂素、欧前胡内酯等多种香豆素类物质。其单味或与其他中草药组成复方的粗制剂，内服或外用均可增强紫外线的致光敏作用。

其他如虎杖、决明子、麦冬、茜草根、马齿苋、姜黄等中草药经动物实验证实，也具有较强的致皮肤光敏作用。

常见的光敏性食物有哪些？

光敏性食物指容易引起植物性日光皮炎的食物。通常来说光敏性食物吸收后，其中所含的光敏性物质会随之进入皮肤，如果在这时被强光照射，皮肤就会与日光发生反应，进而出现裸露部分皮肤红肿、起疹，并伴有明显瘙痒、烧灼或刺痛感等症状。

在蔬菜中，最典型的光敏性食物是灰菜，但目前已比较少见。芹菜、莴苣、油菜、菠菜、苋菜、小白菜、紫云菜、芥菜、马兰头等，也含有光敏物质，但不同于灰菜的是，这些食物导致日光性皮炎要取决于个人的体质，因此过敏体质的人应该尽量小心食用。

中波紫外线治疗白癜风有何特点？

近年来，中波紫外线（UVB）及窄谱UVB（311纳米）的临床研究取得了较大的进展。有学者对进展期泛发型白癜风患者分别给予补骨脂素联合长波紫外线（UVA）、UVB（311纳米）照射，对比观察两种方法的有效性和安全性。结果发现 UVB（311 纳米）疗效与 UVA 等同，且前者光毒性小，色素恢复均匀，治疗时间短，孕妇也可以接受治疗。研究发现，白癜风患者白斑区和正常皮肤表皮内过氧化氢酶水平均降低，表皮内 H_2O_2 增多，对黑素细胞产生毒性作用。此外，还发现白斑区皮肤存在钙自身稳定性失衡，而 UVB 照射可激活假性过氧化氢酶，使 H_2O_2 分解为 H_2O 和 O_2。

临床研究显示，给白癜风患者外用含假性过氧化氢酶和氯化钙的药膏，每日 2 次，结合 UVB（311 纳米）照射单次剂量为 0.15～0.3 焦/厘米^2，每周 2 次，结果大部分患者病情停止发展。研究还发现培养中的人角质形成细胞经 UVB 照射后，可释放碱性成纤维细胞生长因子，并促进角质形成细胞分泌内皮素 –1，可引起黑素细胞的增殖和分化。

激光疗法如何治疗白癜风？

激光是 20 世纪 60 年代出现的一种新光源，是物质受激光辐射而产生的一种高强度的相干光。通过光机械、光化学、电磁效应对生物体起作用。医用激光器种类很多，常用的有二氧化碳激光器、氦氖激光器、氩离子激光器、钕玻璃激光器、红宝石激光器、氮－氖激光器与铜蒸汽激光器等。医学上可依据不同的情况选用不同的激光器，以其发出的光来防治疾病或促进机体康复。

光治疗白癜风是利用光线进行的。光线中含有紫外线，包括长波紫外线在内。已知紫外线能激活黑色素内酪氨酸酶,并使其活性增强,表现为单位面积内黑素细胞增多,黑素体生成旺盛,移动速度加快,因此紫外线是黑素细胞生成黑色素的动力。有的激光如氩离子激光、氦-氖激光等能发射出有效波长的紫外线治疗白癜风。虽然其作用可能会较黑光照射强,但还是要配合局部或全身用药,以提高疗效。

医学研究证明,使用308纳米波长的准分子激光治疗白癜风,尤其是稳定期白癜风,效果好、不良反应少,其疗效与白斑部位相关,面颈部优于躯干、四肢等部位,躯干、四肢优于肢端关节等部位。308纳米准分子激光联合0.03%~0.1%他克莫司软膏、胸腺肽注射液能提高疗效。

白癜风有哪些手术疗法?

手术治疗白癜风指自体表皮移植和自体表皮黑素细胞移植治疗白癜风的疗法。最早在20世纪50年代就有人试用皮肤移植的方法治疗白癜风,开始使用全层皮片,但美容效果不理想,通过不断改进,由全层皮肤移植到今天的表层移植,最后发展到黑素细胞的培养和移植,取得了重大进展,目前常用的手术方法有以下几种。

(1) 自体表皮移植术:包括三种不同的移植方法。①自体微移植法(全厚层钻孔法),就是在正常皮肤和白斑区均用小钻孔器取皮，制作皮片，去除白斑区的皮片，将正常皮肤皮片移植到白斑钻孔处。本方法成功率高，方法简便，易于操作。②薄层削片法，稳定期患者可进行此项手术。③自体吸疱表皮移植法。

(2) 自体表皮黑素细胞移植：借用细胞培养技术增加黑素细胞数量，然后将其移植到白斑处的一种手术方法，目前有两种方法。①自体黑素细胞移植术，从患者皮肤中分离黑素细胞进行培养，白斑部位负压吸疱后用25号针头抽出疱液；再将培养的黑素细胞悬液注入腔内，4周后可见到一定程度的色素再生。②混合表皮细胞移植术，就是将含有黑素细胞及角质形成细胞的混合物移植到用液氮冷冻去除表皮的白斑上治疗白癜风。

(3) 非培养表皮细胞移植术：用取皮刀在枕部皮肤获数个2平方毫米皮片，分离收取非培养黑素细胞，经处理后，将细胞混悬液注入液氮冷冻起疱的白斑区水疱中。

碘酊能治疗白癜风吗？

碘酊由氯化钾加适量蒸馏水和乙醇搅拌溶解而成，常用浓度为2%。

临床上用梅花针叩刺白癜风患者皮损区至微出血为度，外涂2%碘酊，隔日1次。此种方法有一定疗效，但作用机制不清楚。并且碘酊对皮肤黏膜有一定刺激性，可以出现红斑、脱皮、水疱等现象，不宜用于眼周、黏膜等部位，碘过敏者禁用，刺激反应明显时，可用乙醇脱碘。

遮盖疗法可以治疗白癜风吗？

遮盖疗法是指暴露部位发生白癜风时，因为职业或者美容的需要，使用化妆品或者其他遮盖剂将白斑进行遮盖，以暂时纠正局部肤色异常的方法。该方法没有治疗作用，只是暂时掩盖肤色异常。

化妆品是最常应用的遮盖剂。最理想的遮盖剂应具防水性能，并且不易清洗。根据肤色不同，可选用不同色调的遮盖霜。

白癜风脱色疗法是怎样的？

脱色疗法也被称为逆向疗法，是指通过脱色剂或物理方法使久治不愈的白斑边缘着色过深的皮肤变淡，使其接近正常皮肤色泽，或消除泛发型白斑中残留的正常皮肤色素，而达到肤色一致的效果，以改善患者外观的一种治疗方法。

(1) 适应证：皮损面积大于 50%，现有的治疗方法无效，或颜面部大面积白斑仅残留小面积正常肤色皮肤的患者，放弃其他治疗的方法，可考虑选择脱色疗法。

(2) 治疗方法：常用的脱色剂为 20% 氢醌单苄醚膏或 4- 对甲

氧酚，外擦，每日2次，此外，酌情选用冷冻Q开关红宝石激光脱色。

(3) 不良反应：接触性皮炎；局部皮肤红肿；皮肤干燥、瘙痒；易发生晒伤；患上皮源性肿瘤的可能性增大。

(4) 注意事项：①脱色剂脱色一般为永久性脱色，治疗后需要终身保护皮肤，避免紫外线损伤；②药物脱色需做斑贴试验，无过敏者方可擦药；③擦药部位应从颜面、颈、四肢等暴露部位开始，脱色药物不要沾染身体的其他部位，一般来说肥皂水就可以祛除脱色剂；④脱色剂不能一次完成完全脱色，需一段时间才能完成，而且脱色治疗后仍需3~4个月定期脱色，以巩固治疗效果；⑤液氮冷冻发疱，Q开关红宝石激光去除残留正常皮肤的色素为暂时脱色疗法。

什么是白癜风的文色疗法？

文色疗法是指通过物理方法将含有色素的非致敏性物质植入白斑处，达到与正常肤色一致的美容术。文色技术能够对一些顽固难治的白斑起到较好的遮盖作用，特别是近些年新型文色染料的出现和文色方法的改良，减少了文色皮肤与正常皮肤自然光泽之间的差距，满足了患者的社交需求，避免了因白斑影响容貌而形成的心理压力。

(1) 适应证：文色疗法适用于白斑常规复色疗法失败或其他

复色疗法存在禁忌证的稳定期患者，特别是药物或外科办法治疗难度较大的位于唇、耳、鼻、肘、膝等部位和影响美观的暴露部位白斑。进展期或有天然复色倾向的白斑禁用文色法。

(2) 治疗方法：①染料一般选用不同深度颜色的氧化铁染料，使用时根据患者正常皮肤颜色进行调配；②文色前白斑区用70%异丙醇或10%聚维酮碘消毒，用1%利多卡因局部麻醉，唇、肢端可采用阻滞麻醉。文色机可选用电动式或脚踏式高速旋转机，针头入出皮肤频率最高可达每分钟9200次，刺入皮肤深度为1～1.75毫米，根据不同皮肤的厚度进行调节，以使染料带入真皮浅层。操作前将调好颜色的染料装入针箱内，操作时针头与皮肤垂直，并用含抗生素的无菌棉球吸尽皮肤表面的染料，待白斑处见到均匀密集的文色斑后结束操作，文色区外涂抗生素软膏，用无菌纱布覆盖文色区，1～2天后去掉。

(3) 注意事项：①染料中含有钛、滑石等物质，可引起局部过敏反应，一般在文色前10～14天进行斑贴试验，阴性者方可进行文色，以避免过敏反应影响治疗效果；②该疗法的不良反应主要是文色区结节性肉芽肿，但发生率很低；③有色素再生或有自然复色倾向的白斑禁止文色，以免影响治疗效果；④局部麻醉时可在局麻药中加入微量的肾上腺素，使麻醉效果持久和减少局部组织液渗出，但耳缘、指趾、口唇等部位禁用，以免组织缺血坏死；⑤文色几周后约有20%的染料会脱落而使文色区颜色略有减退，所以文色染料的颜色略深于正常肤色，以缩小文色区肤色与周围正常肤色之间的差距；⑥操作时文色针应刺入真皮方能持久维持文色区颜色，染料颜色不宜选择黑色和灰色，因这两种颜色可使文色区呈紫色或蓝色，影响文色效果；⑦文色后1~2周，文色区禁止接触酒精、丙酮、去污剂、肥皂等有机溶剂，以免染料脱落，使染色区颜色变淡。

此办法能够使白斑染色，但文色区光彩与正常肤色有一定差距，不能随时节的转变而天然改动颜色深浅。若文色结果不甚理想，可用高频二氧化碳绿宝石激光将染料祛除。

儿童白癜风应该怎样治疗？

在儿童白癜风中女孩患者的比率较男孩高，晕痣的伴发率为2.5%~8.5%，高于普通人群的0.07%。节段型白斑的比例较成年白癜风患者高，外伤容易出现白癜风及同形反应，且儿童白癜风患者伴发白发的比例高。此外，儿童白癜风中伴发胃肠道功能紊乱者较多，在饮食生活中应该注意调养。

鉴于儿童处于生长发育阶段，所以在治疗上存在的问题比成年人多，有些常规治疗不宜在儿童白癜风患者中使用。例如，糖皮质激素系统用药易产生系统或局部不良反应，故以单独外用糖皮质激素为多，尽管全身光化学疗法可用于12岁及以上儿童，局部化学疗法可用于5岁及以上儿童，但其可行性及安全性还需要进一步研究。

白癜风问答

白癜风治疗多久才能判定药物疗效？

在临床工作中经常遇到患者用药 3~5 天未见效，就急于要求医生更换药物或者治疗方法的情况，其实这种急于求成的做法是非常不可取的。

正常表皮细胞的生长周期是 457 小时，约合 19 天时间。患白癜风时，位于表皮基底层中的黑素细胞受损或产生黑色素的功能受抑制。要使受损的黑素细胞恢复，或解除抑制、恢复功能也需要时间，这段时间比正常表皮细胞生长周期要长得多。

从国内外文献报道的白癜风见效时间来看，一般需要 6~12 周。因此当患者问及要用多长时间判定有无疗效时，医生总是回答至少连续用药 3 个月以上。根据我们的临床经验，在诸多影响疗效的因素中，白斑类型是比较重要的因素，局限型白斑一般要治疗 2 个月，节段型、肢端型与泛发型一般需要治疗 3 个月以上才能判断药物疗效。所以患者应耐心配合医生，按规定治疗。

少数患者药物治疗 1 周左右就有效果。这样迅速见效的原因是多方面的，其中黑素细胞损伤轻微或阻抑黑素细胞功能的因素被迅速解除是主要原因。

第 7 章

中医瑰宝显奇效

白癜风的中医治疗

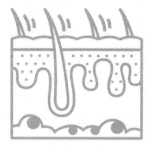

中医对白癜风有哪些认识？

中医学对白癜风的研究从古至今从未中止过，中医学认为"阴阳者天地之道也，万物之纲纪，变化之父母，生杀之本始""阴平阳秘，精神乃治，阴阳离决，精气乃绝"。白癜风也是外感邪毒，内伤饮食，情志失常，肺腑紊乱等阴阳失调所致。人体的阴阳平衡是一个完善、精密、强大的自控系统，从整体到器官，从器官到组织，从组织水平到分子水平都存在。

人体的各系统、气管、组织、细胞内均各有子系统、支系统，都自成体系而又受到上一级的系统控制。在这个自控系统的控制调节下，人体内部与外界之间、内部的各系统、器官、组织、细胞之间，经常保持生命运动的相对稳定。虽常有来自内部的、外界的有害因素作用于人体，扰乱、破坏阴阳的平衡，但在整体系统的调节作用下，机体能随时祛除这些不利因素，使阴阳平衡保持稳定。某些有害因素（如饮食不节、情志失调、劳伤、邪毒等）长期作用于机体；或机体自控能力减弱不能及时将这些有害因素清除；或有害因素作用过于强烈，超过了机体平衡系统的调节能力，阴阳平衡状态就会被破坏，机体就会产生疾病。

白癜风的发生和发展是由阴阳失衡走向破坏的过程。在整体系统被破坏的情况下，机体免疫功能失去了控制，促使机体某部分的组织细胞发生"反向分化"，黑素细胞活性降低，分解代谢加快（阴长），从而导致自体免疫能力下降，微循环发生障碍（阳消）。这种人体系统内部异常的阴长阳消过程，就是白癜风的发病过程，也就是说白癜风是阴盛阳衰的病理产物。所以，在中医经典著作《黄帝内经》中，把它归属于阴邪致病。

根据目前的研究结果，白癜风并不是由单一因素所致，而是由多种因素共同作用的结果，因此不能不加以区分地用药，应遵循"扶正祛邪、升阳行血"的基本原则进行辨证论治，正如《黄帝内经》所说的"肤疾之所生，为喜怒不测，饮食不节，风挟毒蕴，阳气不足，阴气有余，气血不畅。"医生在接诊时，必须详细了解发病年龄、病程、有无伴发疾病、皮损分布有无同形反应、对治疗的反应、皮损有无进展、有无家族患病史等。根据患者可能存在的病因及发病机制选择用药，分型、分期而治，有助于提高治愈率。若有其他并发疾病，应积极治疗其他疾病。

中医治疗白癜风的原则有哪些？

中医根据自己独特的理论体系，对疾病进行辨证施治。中医学的理论体系与现代医学理论体系不同，中医学主要侧重于人的整体和宏观两个方面，并从横向细致观察脏与腑之间、体内与体表之间、气与血之间、经络与肌肤之间的内在辨证关系。

中医学认为白癜风的病因病机为七情内伤、肝气郁结、气机不畅，复感风邪、搏于肌表，致令气血失和而发此病。临床上采用补益肝肾、调和气血、活血化瘀、除湿通络的方法，并根据同病异治、异病同治的中医学理论体系对白癜风进行辨证施治。

近年来，随着中医学理论体系的不断完善和发展，以及引进现代医学技术对中医"证"本质的研究，越来越显示出病与证、微观与宏观相结合的重要性。对白癜风有西医辨病诊断、中医辨证施治，中医辨证为基础、西医辨病论治的中西医结合，有舍病从证和舍证从病的辨病与辨证相结合，以及从微观辨证到辨证微观化的中西医结合的新理论体系等，这些方法均已取得了举世瞩目的成就。

古代医家怎样运用祛风散邪法治疗白癜风？

由于多数医家认为白癜风为风邪郁肤，故针对病因首用祛风散邪法，主要选用轻宣肺气、发散腠理、祛散风邪的解表药为主，代表方有《外科大成》的浮萍丸，曰"此药味辛气寒，轻清入肺，达肤出汗"，以及《医宗金鉴》的苍耳膏，曰"苍耳风邪侵皮肤，气血失和白驳生，连根带叶鲜苍耳，洗净熬膏酒服灵。"常用药物有浮萍、苍耳子、防风、荆芥、蔓荆子、牛蒡子、蝉蜕、麻黄、细辛等。若"风热重蒸"，则配伍山栀子、黄芩、地骨皮、白鲜皮等药。

古代医家如何应用祛风清热通络法治疗白癜风？

由于白癜风常常反复不愈，久病入络，所以古代医家常重视选用祛风散邪、清热通络之品，常用药物如乌蛇、白花蛇、羌活、独活、秦艽、威灵仙、白僵蚕、蝉蜕、苦参、山栀子、白鲜皮等，代表方为《太平圣惠方》中的"乌蛇散"及《证治准绳》中的"苦参散"。根据症状的不同，或配伍川乌、草乌、桂心、干姜等温里药以温经通络；或配伍木通、车前子、萆薢、茯苓、防己等利湿药以祛湿通络。

古代医家怎样应用行气活血法治疗白癜风？

行气活血法符合古代医家认为白癜风是风邪搏于皮肤，气血不和或气血瘀滞的论点。"治风先治血，血行则风自灭"，代表方为《医林改错》中的通窍活血汤。常用药如当归、川芎、桃仁、红花、麝香、枳壳、丹参、赤芍等。在《本草纲目》中单用白蒺藜子捣末汤服，以疏散风邪、行气活血，"服至半月，白处见红点"。以上两方治疗白癜风一直沿用至今，被公认为有效的方药。《圣济总录》中的乌蛇散配伍枳壳、丹参、蒺藜子；《济阳纲目》中的白癜风方用当归、川芎、陈皮等。

古代医家如何运用扶正祛邪法治疗白癜风?

白癜风患者亦因气血不足、腠理虚疏而感受风邪,加之经年不愈,耗伤正气,因此古代医家组方在祛风散邪的同时,注意运用补益药。如《济阳纲目》中的白癜风方选用人参、白术益气固表;《圣济总录》防风汤中用人参、生地黄益气养血;菖蒲酿酒方则选用天门冬、麻仁、生地黄、黄芪、石斛、柏子仁等益气滋阴养血之品,配合其他药物,"治白驳举体斑白,经年不瘥"。

古代医家怎样应用外治方治疗白癜风?

古代医籍中白癜风的外治方药很多,在药物组成、剂型、用法上有以下几个特点。

(1) 多用祛风药:常用浮萍、防己、桑柴灰、蕨、苍耳叶、蝉蜕等药。如《太平圣惠方》中的蕨、木防己烧灰淋汁外洗。

(2) 应用动物类药:本类药物多具有祛风、活血、杀虫等功效,如蜈蚣、蛴螬、鳗鲡鱼脂、鸡血、乌贼骨等。《医宗金鉴》中用"穿山甲片先刮患处,至燥痛,取鳗鲡鱼脂,日三涂之。"

(3) 重用毒性药物:古代医家认为"大风出虫",如《圣济总录》指出"虫皆风之所化",常用硫黄、雄黄、附子、乌头、巴豆、水银、白矾、硇砂、天雄、南星、密陀僧、砒霜等药治疗本病,以毒攻毒,杀虫祛邪。

(4) 使用遮盖剂：由于白癜风为难治之症，经久不愈，古代医家注意选用一些可遮盖白斑的药物来改善患者的容貌，以减轻其心理压力。如《太平圣惠方》中治疗白癜风如雪方，用硫黄、香墨、醋和如膏涂之；《本草纲目》中记载胡桃青皮"染须及帛皆黑"；《疡医大全》中用凤仙花煮水外洗，治疗手上白癜风，为现代治疗白癜风使用遮盖剂奠定了基础。

(5) 外用剂型丰富：有洗剂、散剂、醋泡剂、泥糊剂、膏剂等。

中医如何辨证施治白癜风？

整体观念和辨证论治是中医的两大特点，任何疾病的治疗都应该从这两个基本点出发。中医从患者的整体情况出发，通过望、闻、问、切四诊获得临床资料，进行综合分析，以辨别患者所属证候，再根据不同的证候采取不同的治疗方法和使用不同的方药，这就是辨证论治。中医对白癜风的治疗就是在辨证论治的指导下进行的，临床上比较常见的有风湿郁热证、肝郁气滞证、肝肾不足证、瘀血阻络证及脾胃虚弱证5种类型。

(1) 风湿郁热证

① 主症：皮损表现为白斑粉红，边界清楚，多见于面部及暴露部位，可单发或多发。一般发病比较急，皮损发展较快，皮肤变白前常有瘙痒感。伴有头重、肢体困倦，口渴不欲饮。舌质

红，苔白或黄腻，脉浮滑或滑数。

② 病机分析：风为阳邪，善行数变，具有向上、向外的特性，故皮损发展较快，变化不一，多发于头面及外露部位，皮肤感受风湿之邪，湿邪日久化热，湿热阻滞，气机不畅，气血失和，皮肤失养产生白斑，故见头重体困，口渴不欲饮诸证。

③ 治疗原则：清热利湿，活血散风。

④ 常用药物：羌活、防风、苍术、白芷、生地黄、黄芩、川芎、白芍、熟地黄、炙甘草等。

(2) 肝郁气滞证

① 主证：皮损表现为白斑色泽明暗不一，无固定的好发部位，白斑或圆或长，或为不规则云片状，无痒感。发病可急可缓，但多随精神变化而加剧或减轻，较多见于女性。可伴有急躁易怒、胸胁胀满、月经不调等症。舌质偏红，苔薄白，脉弦。

② 病机分析：肝主疏泄，喜调达通畅，怒则伤肝，肝郁气滞，气机不畅，气血失和，精微物质不能达于皮毛而产生白癜风。

③ 治疗原则：疏肝解郁，活血祛风。

④ 常用药物：醋柴胡、当归、郁金、赤芍、白蒺藜、防风、川芎、熟地黄等。

(3) 肝肾不足证

① 主证：皮损表现为明显性脱色白斑，边界截然，颜色纯白，或局限于一处，或泛发于各处，脱色斑内毛发变白，病程较

长,发展缓慢,多有家族史。可伴有腰膝酸软,急躁易怒,舌质淡,苔薄,脉细弱无力。

② 病机分析:肾藏精生髓通于脑,开窍于耳;肝藏血,主筋开窍于目,肝肾同源,精血互生。肾精亏损则肝血不足,血不化精,导致皮肤脉络失养则产生白斑。

③ 治疗原则:滋补肝肾,养血祛风。

④ 常用药物:制何首乌、生地黄、枸杞子、当归、北沙参、川芎、炒川楝子等。

(4) 瘀血阻络证

① 主证:皮损多为不对称性白斑,边界清楚,多发于外伤或其他皮肤损伤后,白斑色偏暗。斑内毛发变白,伴有手足不温。舌质紫暗或有瘀斑,苔薄,脉细涩。

② 病机分析:因精神因素导致,久病入络,瘀血阻络,气机运行不畅,气血失和,肌肤失养,产生白斑。

③ 治疗原则:活血化瘀,祛风通络。

④ 常用药物:红花、桃仁、赤芍、熟地黄、石菖蒲、制何首乌、白芷、川芎等。

(5) 脾胃虚弱证

① 主证:皮损表现为白斑颜色较淡,边缘模糊不清,发展缓慢。常伴有神疲乏力,面色白,手足不温,舌质淡,苔薄,脉细无力,儿童多见。

② 病机分析:气为血之帅,血为气之母,气血具有相互滋生

的作用。此型儿童多见，儿童脏腑娇嫩，脾常不足，脾失健运，水谷精微化生不足，肌肤失养产生白斑。

③ 治疗原则：益气健脾，养血祛风。

④ 常用药物：黄芪、当归、赤芍、熟地黄、川芎、丹参、炙甘草等。

治疗白癜风的常见中成药有哪些？

中医学博大精深，几千年来为维护人民身体健康发挥了巨大的作用，许多白癜风验方经过数十年乃至数百年的实践验证，部分验方取得了较好的疗效，为众多白癜风患者解除了痛苦。

(1) 内服中成药：白蚀丸、白癜风丸、白癜风胶囊、白灵片、桃红清血丸、逍遥颗粒、六味地黄丸、血府逐瘀口服液、八珍益母丸、大黄䗪虫丸、知柏地黄丸、人参归脾丸、防风通圣丸、乌梅丸等。

(2) 外用中成药：白灵酊、白斑酊、祛癜灵酊、熄风酊、消癜净酊、消白灵酊、维阿露（复方卡力孜然酊）等。

(3) 注射用中成药：补骨脂注射液、消白灵注射液等。

白癜风组方常用的中药有哪些？

白癜风组方是在辩证的基础上，根据病情的需要，利用药物的七情，按照君、臣、佐、使的原则，进行配伍、组织成方，对于提高疗效、减轻毒性起了非常重要的作用。以下是白癜风组方中常用到的中药。

(1) 调节免疫功能：黄芪、党参、山茱萸、枸杞子、白术、何首乌、茯苓等。

(2) 增加光敏性：补骨脂、白蒺藜、白芷、马齿苋、决明子、独活、姜黄、虎杖、茜草根、沙参、麦冬等。

(3) 激活酪氨酸酶活性：女贞子、墨旱莲、无花果、牡丹皮、潼蒺藜、蛇床子、补骨脂、地肤子、桃仁、白鲜皮、白术、紫草、肉桂、白芷等。

(4) 促进黑素细胞形成：透骨草、墨旱莲、茜草、益母草、野菊花、桑寄生等。

(5) 促进黑素细胞黏附：丹参、菟丝子、红花等。

(6) 诱导黑素细胞迁移：刺蒺藜、黄芪等。

(7) 诱导黑素细胞黏附和迁移：补骨脂、白芷、女贞子等。

(8) 富含微量元素：自然铜、浮萍、珍珠母、牡蛎、银杏叶、沙苑子、威灵仙、蛤壳等。

(9) 活血化瘀、改善微循环：自然铜、川芎、红花、当归尾、丹参、首乌藤、桃仁、郁金、赤芍、牡丹皮等。

治疗白癜风的单方有哪些？

单方是由单味药组成的方剂，具有"廉、简、便、验"的特点。治疗白癜风的单方有刺蒺藜、补骨脂、沙苑子、麝香、白芷、苍耳草、牛胎盘、无花果叶子、鲜白果树叶、青核桃皮、鲜茄子花、蛇蜕、生姜、鲜马齿苋、生穿山甲、乌梅、黑芝麻油、菟丝子、生大黄、无花果、夏枯草、黑豆、紫皮蒜、鳗鲡鱼、土贝母等。

白癜风可以用针灸治疗吗？

针灸疗法是由"针"和"灸"两种治疗方法组成，它是通过针刺与艾灸调整经络脏腑气血的功能，从而达到防治疾病目的的一种治疗方法。由于针和灸常常配合使用，所以常相提并论合称为"针灸"。

中医认为白癜风的发病，病情进退，证候表现等虽然错综复杂，但究其因，总不外乎脏腑功能的失调。针灸治疗白癜风就是根据中医的脏腑经络学说、运用"四诊""八纲"的辨证方法，将临床上各种不同的证候加以归纳、综合、分析，以明确疾病的病因，病位在脏、在腑、在表、在里，以及白癜风证候的属性是寒、是热、是虚、是实。在此基础上进行选穴、配穴，或针或灸，或补或泻，以通其经络，调其气血，使机体的阴阳归于平衡，脏腑功能趋于调和，从而达到防治白癜风的目的。

目前医学研究认为，针灸治疗白癜风的作用机制可能分为以下两个方面。

(1) 调整作用：针灸调理的作用包括对血液、血管的调节和对器官、组织、细胞的调整。一般来说，多种内外因素的刺激能够引发白癜风，导致白癜风患者血液成分发生改变、循环障碍、血液流变等异常。这些异常现象可以通过针灸治疗得到调整，使之趋于生理平衡，逐渐恢复正常。

针灸疗法对于一些兴奋的、痉挛的器官、组织及细胞具有抑制作用，对于一些虚弱的、抑制的、迟缓的器官、组织及细胞则具有兴奋和营养的作用。针灸疗法有利于调节那些处于休眠状态的黑素细胞，使其不断苏醒，继续产生黑色素，从而促进白癜风的治疗与恢复。

(2) 防御作用：针灸对防御方面的影响较多，如针灸能够增强网状内皮系统功能活动，能够加强机体内各种特异性和非特异性免疫的作用。在对抗炎症方面，针灸效果明显，对炎症的三大病理过程均有良好的影响。通过针灸疗法之后，病原体逐渐清除，疾病好转。针灸疗法有利于调节内分泌功能，改善免疫力，促进白癜风的治疗与恢复。

毫针怎样治疗白癜风？

毫针治疗白癜风是用毫针刺入患者体表相应的穴位来达到防治白癜风的治疗方法。用毫针治疗白癜风遵循毫针的补泻原则，即《黄帝内经》所说"凡用针者，虚则实之，满则泻之，宛陈则除之，邪盛则虚之"的原则。

(1) 主穴：曲池、阳陵泉、风池。

(2) 配穴：血虚型加血海、三阴交、风池、肺俞；血瘀型加膈俞、合谷、肺俞、膻中。

(3) 方法：用针刺平补平泻法，留针15～20分钟。每日或隔日1次，10～15次为1个疗程。

耳针如何治疗白癜风？

耳穴是耳郭皮肤表面与人体脏腑、经络、组织器官、四肢百骸相互沟通的部位，也是脉气输注的所在。耳郭上能反映机体生理功能和病理变化的部位统称耳穴。耳穴是耳郭诊断和治疗疾病的特定点。

耳针治疗白癜风就是用针刺或其他方法刺激耳穴，以防治白癜风的方法。耳针可调整机体的神经、内分泌和免疫功能，起到对白癜风的辅助治疗作用。

(1) 主穴：交感、内分泌、神门、肺。

(2) 配穴：肾上腺、枕、膈、脑点、相应部位。

(3) 方法：每次选常用穴和备用穴各2～3个，埋入消毒掀针，胶布固定，嘱患者每日按压2～3次。也可用王不留行置于0.7厘米×0.7厘米小方块胶布上贴敷耳穴。

梅花针如何治疗白癜风？

梅花针又称为皮肤针或七星针，梅花针治疗是中医传统疗法之一，通过刺激人体某些部位，达到调整机体、治疗疾病的目的。

白癜风乃卫气不固，风邪搏于皮肤之间，气血失和，血不荣肤而成，其病机主要为局部气血不畅。《素问·调经论篇》认为"视其血络，刺出其血，无令恶血得入于经，以成其疾"。《素问·五脏生成篇》指出"卫气之所留止，邪气之所客也，针石缘而去之"。"气为血帅，血为气母""气行则血行，气血畅则卫固，卫气固则能去外邪，白斑者外邪积居之所，外邪祛除，白斑则自消"。梅花针叩刺出血能达到邪气外泄，疏通经络，调和气血，气血荣肤之目的。

(1) 梅花针叩刺皮损区，5 日 1 次，叩刺时常规皮肤消毒，用梅花针在皮损区叩刺至微微泛红或轻度点状渗血为止，叩刺力度根据患者对疼痛的耐受度调整，再用消毒棉签擦去渗血，连续治疗 3 个月。

(2) 将梅花针及病灶处分别用 75% 酒精棉球消毒后，快速雀啄样叩刺患处，叩刺至局部皮肤呈渗血状为止，完成后先用消毒干棉球将渗血按擦一下，然后用酒精棉球复擦一次。再用"丹参注射液"浸泡的棉球涂擦患处。1 次 / 天，10 次为一疗程。

(3) 用梅花针在皮损处叩刺至微渗血后，再涂确炎舒松 A 混悬液，每6～7天叩刺1次，10次为一疗程。

(4) 用梅花针叩刺患者局部皮损处，以出血为度，然后搽2%碘酊，隔日1次，1周为一疗程。

灸法怎样治疗白癜风？

艾灸治疗就是点燃用艾叶制成的艾炷、艾条，熏烤人体的穴位以达到保健治病的一种自然疗法。各种内外因素的刺激会使白癜风患者发生血液成分改变、循环障碍、血液流变等异常，而这些异常可以通过艾灸治疗得到调整，使之趋于生理平衡，恢复正常。

(1) 局部艾条灸法：将艾条点燃后，对准皮损区，艾条与白斑之间的距离以患者能耐受为度。对面积小且在头面部的白斑，可先用纸剪出与白斑大小相等的孔，罩在白斑处进行灸治，否则易使白斑周围的正常肤色加深或变黑。对面积较大的白斑，在灸治时可由外向内转圈逐渐缩小灸治。对病灶较多又散在分布的，可分批进行灸治，先灸治几块，灸愈后再灸治其余。

凡被灸治的白斑在前7～8次治疗时，每次都要将白斑灸至高度充血，即呈粉红色，每日灸1次。以后每次将白斑灸至深红色或接近该患者正常肤色，每日可灸1～2次。一般灸30次左右白斑即转为正常肤色或接近正常肤色，为了巩固疗效，可再灸3～5次。

(2) 穴位艾炷灸法：取白癜风穴（中指末节指腹下缘正中之间关节横纹稍上方），用小艾炷直接灸。用艾绒做成小艾炷，备用。施灸时，将艾炷放在穴位上，尖头朝上点燃施灸，灸至患者有热烫难忍感时，去掉艾炷，此为灸1壮，左右白癜风穴可各灸3壮。一般每日灸1次，连用10～15次为一疗程。

(3) 局部隔姜灸法：将鲜生姜切成厚约3毫米的姜片，姜片可根据患处面积大小而定，用细针将姜片中央刺数个孔，放在患处，上置艾炷，其大小可视皮损大小而定（一般如麦粒、黄豆或绿豆大小），点燃施灸，每次燃尽后去掉，为1壮，每次施灸5～8壮。每日施灸1次，连用10～15次为一疗程。

白癜风的拔罐疗法有哪些？

拔罐疗法是借助热力排除罐中空气，利用负压使其吸附于皮肤，造成瘀血现象的一种治病方法。

中医认为拔罐可以疏通经络，调整气血。经络有"行气血，营阴阳，儒筋骨，利关节"的生理功能，如果经络不通则经气不畅，经血滞行，可出现皮、肉、筋、脉及关节失养而萎缩、不利，或血脉不荣、六腑不运等。通过拔罐对皮肤、毛孔、经络、穴位的吸拔作用，可以引导营卫之气始行输布，鼓动经脉气血，濡养脏腑组织器官，温煦皮毛，同时使虚衰的脏腑机能得以振奋，畅通经络，调整机体的阴阳平衡，使气血得以调整，从而达到治疗白癜风的目的。

(1) 取穴：侠下（肱二头肌外侧沿中 1/3 与下 1/3 交界处稍上方）。

方法：采用刺络拔罐法，留罐 10～15 分钟。每日或隔日治疗 1 次，5 次为一疗程。

(2) 取穴：皮损区、脾俞、中脘。

方法：病变部位用梅花针叩刺，然后用旋转移动拔罐法至皮肤充血发红；脾俞、中脘穴用单纯拔罐法，留罐 15～20 分钟起罐后，均用艾条温灸 5～10 分钟。每日治疗 1 次，5 次为一疗程。

(3) 取穴：皮损区、孔最、足三里、三阴交。

方法：用拔药罐法，取棉球在中药酊剂（川芎 10 克，木香 10 克，荆芥 10 克，白蒺藜、丹参、当归、赤芍各 15 克，鸡血藤 20 克，灵磁石 30 克，放入 95% 酒精中浸泡 10 天，取汁 100 毫升）中浸湿，贴于火罐壁中段，点燃拔于上述穴位，留罐 15～20 分钟。每天治疗 1 次，10 次为一疗程。

若白斑范围较小者，可于皮损区拔罐；若范围较大者，可于皮损边缘处拔罐；若皮损在眼睑等腔窍处，拔罐部位可离开腔窍一定距离；若皮损在头面等肌肉较少部位，可用面粉揉成条状围成火罐口大小圆圈，贴于拔罐部位。起罐后，皮损区涂以中药酊剂（红花、白蒺藜、川芎各等份，用 30% 酒精浸泡）。配合日晒。疗程为 4 个月，一般治疗 2～3 周即可见效。

(4) 先将白斑部位常规消毒，用消毒后的三棱针在皮损处点刺，呈梅花状，使其稍微出血，再以火罐拔除污血，一般每周施治1～2次，连续治疗10次为一疗程。

(5) 根据皮损范围选择略大于皮损的火罐，常规消毒皮损区，皮损中央置锥形艾炷，燃至1/2长时置火罐，待艾炷自行熄灭后，留罐30分钟后去掉火罐，并将药液（大黄100克、蝉蜕100克、薄荷100克、补骨脂50克、水500毫升，煎开10分钟后过滤、放凉而成）涂于皮损区，每3天治疗1次，7次为一疗程。对于面积较大皮损可用走罐治疗。

(6) 补骨脂30克，红花10克，白蒺藜10克，浸于95%酒精中浸泡7天，制成酊剂，涂抹皮损区，然后拔罐15～20分钟。或拔罐后再涂也可。每日或隔日治疗1次，10次为一疗程。

穴位埋线疗法如何治疗白癜风？

穴位埋线疗法是将羊肠线埋入穴位，利用其对穴位的持续刺激作用治疗白癜风的方法。

(1) 主穴：曲池、阳陵泉。

(2) 配穴：膈俞、肺俞、脾俞、胃俞、肾俞、膻中、关元、外关、三阴交。

(3) 方法：以上穴位轮流使用。每次选取2～3对穴，采用埋线针埋植法进行治疗。

在选定的穴位做好标记，并进行局部皮肤消毒，然后以

1%~2%普鲁卡因浸润麻醉，取一段长度为1~2厘米已消毒的羊肠线，放置在腰椎穿刺针针管的前端，后接针芯，左手拇食指绷紧或捏起穴位处皮肤，右手持针，以15°向穴位中心推入，当出现针感后，边推针芯，边退针管，将羊肠线埋置在穴位下，针孔处敷盖消毒敷料。一般1~3个月进行一次，见效者按期治疗，3期为一疗程，如埋植3次无效者，改用其他方法。

第 8 章

吃吃喝喝的学问
白癜风的营养饮食

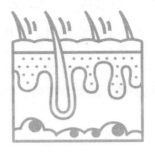

白癜风患者应该多吃些什么？

研究表明，由于白癜风患者血液和白斑部位缺少某些微量金属元素，导致体内酪氨酸酶活性降低，影响了黑色素的合成代谢，从而发生病变。因此患者应多吃富含铜、锌、铁等金属元素的食品，使酪氨酸酶活性增强，促进黑色素的合成。

在日常生活中，患者应多吃一些肉（牛、兔、猪瘦肉）、动物肝脏、蛋（鸡蛋、鸭蛋、鹌鹑蛋）、奶（牛奶、酸奶）、菜（新鲜蔬菜、木耳、海带等）、豆及豆制品、花生、黑芝麻、核桃、葡萄干、贝类（螺、蛤）等食物。

白癜风患者有哪些忌口？

白癜风患者在日常生活中要做到合理膳食和营养平衡，注重饮食营养，制订科学的膳食食谱，并注意忌口。

(1) 忌食鱼、虾、蟹、牛肉、羊肉、辣椒等。

(2) 忌酒。

(3) 少食橘子、西红柿、甜椒、草莓、猕猴桃等富含维生素C的食物。

白癜风患者的饮食有哪些需要注意的？

(1) 注意体内微量元素的摄补，提倡使用铜质餐具。

(2) 不挑食、不偏食，多食新鲜蔬菜、猪肝、瘦肉、豆类制品、黑色食物（如黑芝麻、黑豆、黑木耳、黑米等）。

(3) 多食坚果（白果、核桃、花生、葵花子、栗子、莲子、南瓜子、松子、西瓜子、杏仁等）。

白癜风患者适宜的食物有哪些？

(1) 蔬菜类：油菜、茄子、菠菜、蕨菜、香菇、芸豆、茼蒿、紫菜、马铃薯、白菜、香椿芽、芽菜、黑木耳、空心菜、荆芥、胡萝卜、苔菜、黄瓜、冬笋、南瓜、野菜、芹菜等。

(2) 水果类：香蕉、桃、苹果、梨、杏、桑椹、荔枝等。

(3) 干果类：花生、腰果、莲子、栗子、西瓜子、南瓜子、松子、葵花子、榛子、核桃仁、红枣、桂圆、菱角、杏仁、葡萄干等。

(4) 豆类：黑豆、青豆、黄豆、绿豆、豌豆及豆制品等。

(5) 五谷类：玉米、黑米、小米、粳米、糯米、红米、小麦、高粱、燕麦、麦麸等。

(6) 其他：植物油、豆奶粉、黑芝麻等。

补充白癜风患者微量元素的食物有哪些？

(1) 补铁：各种动物肝脏、猪血等。

(2) 补锌：鲱鱼、瘦肉、贝壳类等。

(3) 补铜：动物肝脏、坚果、豆类、花蛤、牡蛎等。

(4) 补硒：鸡蛋、动物内脏等。

(5) 补锰：坚果、谷物、咖啡、茶叶等。

(6) 补钴：各种海味、蜂蜜、肉类等。

(7) 补铬：动物肝脏、粗粮、黑胡椒等。

(8) 补碘：海带及各种海味。

偏食对白癜风有影响吗？

黑色素的合成必须有酪氨酸和酪氨酸酶两种物质。

酪氨酸的来源有两个途径：一是从食物中摄取，经肠胃消化吸收；二是由体内某些氨基酸转化而来。

酪氨酸酶虽然在细胞内合成，但其活性又与铜、锌等金属元素有关，而这些金属元素也是从各种食物中摄取的。

如果偏食将会造成食物搭配失调，营养偏差，导致合成黑色素的必要物质相对缺乏，所以在日常生活中要注意科学的饮食调理及合理的食物搭配。

怎样做好儿童白癜风患者的饮食调理？

据临床观察，有两类儿童白癜风患者治疗较困难，一类是因偏食造成的机体营养不良的瘦弱儿童；另一类是过量摄食鱼、肉、蛋、甜食而少食蔬菜的肥胖儿童。

长期偏食必然会导致机体营养摄入不足或比例失调，长期打乱正常的饮食规律，会引起消化功能减弱、食欲减退，甚至发生消化道疾病。

要培养孩子良好的饮食习惯，做到粗细搭配、主副食结构合理。有些家长不重视饮食营养，却又给孩子滥用滋补保健品，认为能以保健品补充代替孩子偏食、少食及厌食造成的营养摄入不足，这是不正确的。任何保健品也不能代替食品，按科学食谱用餐，养成一日三餐的饮食习惯，才能保证机体充足的营养供应。

为什么儿童应该警惕小食品？

有学者对儿童白癜风患者的发病原因进行研究发现，常吃小食品或者常喝饮料的儿童患白癜风的概率更高。

零食对儿童的影响主要有以下几个方面。

(1) 影响正常饮食，小食品或者饮料等香甜可口，儿童将其作为零食随时食用，久之则不能按时间正常用餐，打乱了正常饮食规律。

(2) 小食品和饮料等多属于甜味食品，中医认为久用甘甜之品会导致胃热积滞、食欲下降，甚至会厌食、偏食。长期偏食会营养摄入不足，导致机体免疫力下降，不仅影响身体发育，还会导致许多疾病的发生。

(3) 有的小食品不符合卫生标准，违规添加染色剂、防腐剂、甜味剂等化学添加剂，会给儿童身体造成直接伤害。

对于成年白癜风患者来说，小食品的因素也许微乎其微，但是对于儿童来说却是不可忽视的因素。建议家长平时要做好监管工作，不要让孩子吃不干净的或过度食用小食品，避免"病从口入"对孩子的不良影响。

第 9 章

生活中的你应该是这样的

白癜风患者的日常保健

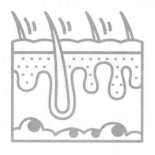

怎样判断白癜风的治疗效果?

白癜风患者在治疗一段时间后,如果有以下表现之一,则提示该治疗方法有效。

(1) 白斑停止发展。

(2) 白斑边缘由模糊不清逐渐变得清晰。

(3) 白斑边缘出现着色加深现象。

(4) 白斑中央长出毛囊黑点。

(5) 白斑色泽转红或渐变淡、变模糊,逐渐内缩。

白癜风患者如何保护皮肤?

白癜风患者的皮肤非常脆弱,如果不注意保护,可能导致白斑扩散。因此,在治疗的同时,还要做好皮肤的保护。

(1) 注意避免化学性、物理性、机械性皮肤损伤;避免接触酚及酚类化合物,如橡胶手套、橡胶鞋带等;避免敏感部位的摩擦、刺激。

(2) 发展期患者忌用强烈刺激性外用药,也不可照射紫外线。

(3) 避免皮肤感染,患有皮炎、湿疹、虫咬等病症的患者应及早治疗。

白癜风最容易长在什么部位？

白癜风在身体任何部位均可发病，临床上最常见的是面部、颈部、双手等暴露部位，其次四肢和躯干部也比较常见。无论白斑长在哪个部位，只要早发现、早治疗，是完全可以治好的。

白癜风治疗多久才能见效？

白癜风为表皮基底层中的黑素细胞受损或者产生黑色素的功能受到抑制所致，要使受损的黑素细胞恢复或解除抑制、恢复功能也需要时间，个别患者要比正常表皮细胞代谢周期更长。

采用黑白同治新技术治疗白癜风，最快4天，最慢10天见效，一般1~2个疗程（3个月一疗程）可使白斑恢复正常肤色。可以试治，见到效果后再决定正式治疗。

白癜风患者日常生活中有哪些注意事项？

白癜风患者在日常生活中应积极进行自我保健，首先要增强体质，保持乐观心态，树立战胜疾病的信心。

(1) 作为一种心身疾病，白癜风患者对自己所患疾病抱有正常心态，早发现、早诊断、早治疗；积极配合医护人员，坚持治疗。

(2) 减少污染食品的摄入，纠正偏食、厌食等不良饮食习惯，做到营养全面。

(3) 生活环境良好、起居规律，避免机体生物钟紊乱，日常生活做到劳逸结合，避免过度劳累。

(4) 远离环境污染，减少有害物质接触或吸入。

(5) 保持乐观情绪，增强心理承受能力，是白癜风防病治病的最重要因素。

(6) 保护皮肤避免机械性、物理性、化学性损伤，寻找发病诱因，避免病情加重或者复发。

(7) 注意忌口鱼、虾、蟹、牛肉、羊肉、西红柿、橘子等。

白癜风为什么要早诊断、早治疗？

白癜风的早发现、早诊断、早治疗是非常重要的，主要原因有以下两点。

(1) 早期白斑面积比较小，治疗比较容易。

(2) 在白斑初期，黑色素未被完全破坏，黑色素恢复起来相对容易。如果面积比较大，恢复会比较困难。如果不予治疗，到白癜风后期，白斑区黑素细胞消失殆尽，治疗起来就非常困难。

白癜风患者应慎用、禁用哪些药物？

(1) 激素类药物：如泼尼松等，虽见效快、使用方便，但不良反应大，无论采取何种方法使用，都无法消除其对机体肾上腺皮质功能的抑制作用，且容易产生依赖性，患者一旦停药会出现严重性反跳作用，导致病情更加难以治愈。白癜风患者应慎用此类药物，尤其是白斑初期或儿童患者。

(2) 抗肿瘤药物：临床上常用氮芥类药物控制白癜风，此类药物容易引起皮肤萎缩或老化。

(3) 铜制剂：铜离子为酪氨酸酶的重要辅基，与酪氨酸酶活性密切相关，故使用含铜的药物治疗本病，但临床报道称，采用硫酸铜静脉注射治疗白癜风有致死病例，故不宜采用。

为什么要慎用含砷、汞药物治疗白癜风？

研究表明，外用含砷、汞的化合物具有收敛、刺激和腐蚀的作用。中医认为含砷、汞的化合物有杀虫、解毒、镇静及抗肿瘤的功效，内服和外用治疗白癜风也会产生一定的疗效。

皮肤是砷的主要蓄积器官和靶器官，低剂量的砷可促进角质形成细胞 DNA 合成，刺激其增殖，还可使 CM-CSF、FGF-2、IL-6 等细胞因子在 mR-NA 水平及蛋白质水平增高，并通过与蛋白质的巯基结合而使酶失活，干扰细胞代谢，诱导肿瘤细胞凋亡。如果长期应用砷势必蓄积而中毒，导致心脏、肝脏、肾脏、神经等重要脏器损伤，严重影响机体免疫，甚至可发生砷角质化症、肾衰竭、皮肤癌等，生育期患者应用后还可导致胎儿畸形等。

为什么要避免乱服维生素C？

维生素C在临床上常用于一些疾病的辅助治疗，也常用于保健和美容，但白癜风患者一定要忌用，因为维生素C是一种色素抑制剂。

临床实践证明，过量应用维生素C是诱发白癜风的原因之一，这是因为黑色素在代谢过程中，酪氨酸在酪氨酸酶的作用下形成多巴，多巴氧化成多巴醌。在这一过程中如果摄入维生素C，可使人体内已形成的多巴醌立即还原成多巴，从而中断黑色素的生物合成。

研究还表明，维生素C不仅会影响肠道吸收铜离子，还能降低血清铜氧化酶活性，从而影响酪氨酸酶活性，有学者推测维生素C可使血清铜氧化酶活性偏低的人发生白癜风。

基于以上原因，白癜风患者或白癜风易感人群应避免长期或大量应用维生素C，同时忌食富含维生素C的食品，以免诱发或加重白癜风病情。

使用铜制餐具对白癜风康复有帮助吗？

患者在日常生活中可摄取一些含铜食物，也可多用铜碗、铜勺等铜制餐具来补充铜元素，当然这仅是一种辅助治疗白癜风的方法，更重要的是要注重整体调理，才能彻底根除白癜风。

年龄大的白癜风患者不好治吗？

白斑恢复的快慢与年龄不是单纯的对应关系。白癜风治疗主要根据患者的发病类型、发病部位、发病时间长短等综合分析，只要按黑白同治这一白癜风新技术进行个性化治疗，年龄大也同样能恢复正常肤色。

白癜风患者就诊时必须验血吗？

近年来，越来越多的研究发现，很多白癜风患者伴有贫血、白细胞及血小板减少，而且很多患者血清中能检测到各种自身抗体。这些情况提示我们，在治疗前或治疗中做一些常规的血液检查是必要的，可以从中发现异常或潜在的内部病变，查清病因、对症治疗，可提高治愈率，有利于白癜风的康复。

患者应该如何面对白癜风？

白癜风是一种毁容性皮肤疾病，如发病在暴露部位，则会在社会交往中让人望而却步，也会导致患者不安。不过，不要害怕，大胆告诉别人白癜风是免疫系统出现问题，不会传染。

保持良好的心态，树立战胜病魔的信心，科学地接受治疗，白癜风是完全可以治愈的。尝试保持正常的生活方式，不要刻意地避开社会交往和聚会，同时可以继续做自己喜欢的事，如徒步、游泳等，但是需要注意防晒。

白癜风患者能喝咖啡吗？

现代人生活节奏加快，没有太多的时间去户外放松，于是大多数年轻人选择喝咖啡来解压，那么白癜风患者可以喝咖啡吗？

适量的咖啡对于白癜风有帮助作用，咖啡中含有咖啡因，可兴奋人的中枢神经，促进血液循环，扩张血管，促进血液流动。

然而，咖啡的过量摄入也会对人体带来伤害，使人容易出现情绪紧张、焦虑、呼吸急促的症状，从而影响人的生理功能（如机体的免疫系统和神经系统），会对白癜风产生不利影响。

综上所述，白癜风患者在日常生活中应该少喝咖啡，以免造成不必要的伤害，影响病情。

白癜风患者怎样正确沐浴?

　　沐浴包括清洁浴（洗澡）、药浴、日光浴、海水浴、矿泉浴、泥浴等。合理沐浴可清洁皮肤，增强皮肤防御能力和免疫力。患者根据病情选择合理沐浴方式，可有效缓解病理性改变、增强药物治疗效果、提高皮损区黑色素再生能力，使白斑逐渐复色。

　　(1) 药浴：在温度适宜的水中加入一种或几种药物，通过浸浴时皮肤毛细血管扩张，使浴液中的药物经皮肤吸收而起到治疗作用的一种沐浴方法，主要有煤焦油浴、补骨脂素浴、中草药浴等多种药浴。不同种类的药浴的作用和适用范围也不同，如煤焦油浴和补骨脂素浴能增强紫外线的光敏性，适用于进行光化学治疗方法的患者；中草药具有温经通络、活血行气、疏通汗孔、祛风止痒、清热解毒、活血化瘀等功效，患者可根据病情在医生指导下选择适合的沐浴方法和药物。

　　(2) 富氢洗护浴：洗护相当于给皮肤排毒，是适于白癜风患者的一种洗护浴。

　　(3) 海水浴、矿泉浴、泥浴：以上沐浴方式的共同特点是能够使皮肤吸收对人体有益的多种矿物质及微量元素，具有改善皮肤血液循环、促进新陈代谢、增强紫外线敏感性等特点，可辅助治疗白癜风。患者可根据病情灵活选择，但是要注意皮肤有伤口或者皮损区有明显炎症时禁用。

白癜风患者能不能结婚、生育？

白癜风皮损特征明显，容易引人注意，特别是在落后地区常遭到非议或者歧视。本病以年轻人居多，能否婚育也是每个患者及家属迫切想了解的问题。

白癜风患者可以结婚，白癜风具有一定遗传性，遗传概率占20%左右，所以建议患者把病治好后再生育子女。如果女方患白癜风，在服中药调理期间建议先不怀孕。

对白癜风患者的子女而言，应注意自己的饮食习惯、生活方式，避免暴晒、精神刺激，时刻保持乐观、开朗的性格，适当参加体育锻炼，以期减少发病或者不发病。

在治疗白癜风期间能要孩子吗？

白癜风的遗传概率为20%左右，可能是隔代遗传，也可能是连代遗传。中医认为"治风先治血，血行风自灭"，白癜风的发病不仅与免疫有关，更为重要的是与血液的关系。所以，在治疗期间是不能要孩子的，如果采用"黑白同治"新技术治疗，停药2个月后就可以要孩子。

白癜风患者可以采用哪些方法进行体育锻炼？

白癜风患者锻炼的方法有很多，诸如跑步、爬山、游泳、武术、打球、跳舞、甩手等。锻炼最好能够结合白癜风发病部位进行，上半身发病，可结合篮球、排球、仰卧起坐、乒乓球等；下肢发病可结合跑步、跳绳等。体育锻炼过程中可逐步加大运动量及运动时间，少做剧烈运动。

(1) 慢跑：在所有的运动项目中，慢跑是最容易做到、最简单实用，也是最有效的一项有氧代谢运动。慢跑可以促进骨的血供和营养代谢，能有效防止骨质疏松的发生；能提高中枢神经的兴奋性，调节大脑皮质与内脏功能的协调性，有利于延缓机体衰老；能增强自身体质，提高抵抗力。

慢跑不受时间、场地限制，其快慢程度根据个人体质而定，跑步时步伐要轻快，全身肌肉放松，双臂自然摆动，以每天20～30分钟为宜。

(2) 仰卧起坐：仰卧起坐是一项全身运动，能使腹部肌肉收紧，还可拉伸背部肌肉、韧带和脊椎，并能通过拉伸脊椎调节中枢神经系统，从而增强身体抵抗力。

仰卧起坐的练习次数应掌握由易到难、循序渐进的原则，起坐时不要用力过猛，要以均匀的速度进行。

(3) 甩手：甩手运动能活跃人体生理功能，行气活血、疏通经络，从而达到强身健体、提高机体抗病能力的目的。

甩手要全身放松，特别是肩、臂、手部，以利于通畅气血，并要以腰腿带动甩手，增强内脏器官功能。甩手后保持站立姿势1~2分钟，做些放松活动即可。

(4) 跳绳：跳绳是以四肢肌肉活动为主的全身性运动，具有耐力、弹跳力、协调性和反应能力等多功能锻炼的运动项目，可以分为单足跳、双足跳、双足交替跳等多种运动方式。跳绳时，双手腕旋转，下肢跳动，带动肩、腰腹、臀、大腿、小腿、踝部等部位的肌肉和韧带，以及内脏器官都参与活动。

跳绳时用前足掌起跳和落地，切记不可全足或者足跟落地，以免脑部受到震动。当跃到空中时，避免极度弯曲身体，应采用自然弯曲的姿势。

跳绳应该选择平整的场地，穿运动服或者轻便服装，活动时间一般不受任何限制，但要避免引起身体不适。

白癜风患者能饮酒吗？

酒是用粮食、水果等经发酵制成的含酒精饮料，分为白酒、米酒、果酒、啤酒等多种。酒在体内的代谢过程也会产生有毒的物质，而且过度饮酒后可导致机体一系列生理功能的变化，引起内分泌异常、微循环障碍、肾上腺素能神经活性增强等，会对白癜风有一定影响，而且酒精及其代谢物可直接扩张血管，影响皮肤血管的通透性，并通过神经、体液等影响神经递质的释放，使表皮炎症介质增多，炎症细胞浸润，直接或间接损伤黑素细胞。

中医认为，过量饮酒可致温热内蕴、生湿停饮等，使有湿热的白癜风患者热证更盛而加剧病情，而且饮酒过量可使机体对外界刺激的敏感性降低，容易发生皮肤外伤，导致皮损增加。

所以，白癜风患者不宜饮酒，更不能酗酒，尤其是病情进展期更应禁酒。

白癜风患者能吸烟吗？

研究表明，烟草中含有四十余种致癌物质，而且烟草在燃烧时还会产生多种对机体有害的物质，与人类多种疾病的发生密切相关。

烟草燃烧时烟雾中的许多致癌物、胺类、醛类等，可影响机体纤维蛋白合成和细胞变形能力，使血小板黏附性和聚集性增强；烟碱刺激神经末梢释放儿茶酚胺类活性物质，发生微循环障碍；烟雾中羟类、酚类、醇类及放射性物质，对免疫细胞具有毒性作用，可使机体免疫力下降；烟油中的苯并芘具有强烈促细胞分裂及增殖的作用，可使角质形成细胞过度增殖和功能异常。

吸烟可刺激机体过量产生前列腺素、白三烯、神经肽等生物活性物质，吸烟者血清中磷酸激酶和α-羟丁酸脱氢酶活性增强等，从多个途径对黑素细胞和角质形成细胞产生影响，发生或加重白癜风的病理改变。

可见，吸烟是影响白癜风不可低估的危险因素。因此，至少在部分易感人群中，任何外界危险因素的有效控制，都为预防发病或防止病情加重提供了可能。

白癜风患者能染发吗？

染发剂中含有苯酚及其衍生物会对患者皮损产生刺激性，从而会加重白癜风，因此白癜风患者应尽量避免染发或者漂白头发。

一些临时性的染发颜料因为不含有苯酚及其衍生物，可以适当使用。

治疗白癜风需要家属配合吗？

白癜风发病与神经、精神因素有关，不少患者由于贻误治疗时机或者用药不当常使病情加重，心理压力增大，失去治疗欲望，家属往往也表现出极度不安与焦虑，更加影响患者的治疗信心。

因此，作为家属应该从积极的方面给予患者关心、安慰与引导，体谅患者的精神痛苦和心理创伤，并帮助患者树立战胜病魔的信心，以便更好地配合医生的治疗，更快地康复。

白癜风会继发其他疾病吗？

有报道称，在一些西方国家的白癜风患者，皮损处容易继发皮肤肿瘤（如鳞状细胞癌），这可能是白癜风发病后，黑素细胞减少，紫外线防护能力减弱或消失，从而导致皮肤癌变。不过，在我们国家白癜风继发病变发生率还是比较低的。

白癜风患者主要有哪些心理障碍？

研究表明，心理创伤、思虑过度、精神紧张等会诱发白癜风，患白癜风后又会引起许多心理问题。一个人的外表变化对人的性格、行为等会产生极大的影响，患者会对突发容貌上的白斑产生巨大的心理压力，表现为孤立、自闭，惧怕社交活动，有被歧视感和自卑感。如果情感长期处于压抑状态，加上不了解白癜风的发生、发展、转归，或者经过一段时间治疗后未获得明显效果，不免心灰意冷，甚至产生轻生、厌世的想法，而这些又将反过来影响白癜风的治疗效果。

我们通过采用心理健康状况自评量表、汉密尔顿抑郁量表和汉密尔顿焦虑量表对暴露部位和非暴露部位白癜风患者进行问卷调查分析，发现患者多存在焦虑、抑郁等心理障碍，需要结合心理治疗。

白癜风患者心理状态有哪些特点？

我们的临床观察结果表明，白癜风患者在心理状态方面表现为不同程度的敌对、恐惧、偏执、强迫症、人际关系敏感、抑郁、焦虑等，其原因主要有以下几个方面。

(1) 患者病灶表现为明显的白斑，且多在暴露部位，影响容貌，使其产生自卑感。

(2) 患者孤立、自闭，惧怕社交活动，既影响了工作和学习，也使人际关系发生了变化。

(3) 病情影响患者恋爱、婚姻及家庭生活。

若患者长期处于人际关系敏感、抑郁、焦虑等心理状态，会直接影响人体神经、免疫功能，因此在白癜风发生、发展过程中不能忽视各种社会环境因素、生活事件等。

白癜风患者应该怎样控制不良情绪？

白癜风多发于暴露部位，特别是头面部的白斑严重影响容貌，虽不痛痒，但给患者造成严重的心理压力。对白癜风产生的不良情绪可以进行如下调节。

(1) 意识调节：人的意识能够调节情绪的发生和发展强度，一般来说白癜风患者能清楚意识到引起自己情绪波动的根源，从而更有效地调节自己的情绪。

(2) 语言调节：语言是影响人的情绪体验与表现的重要工具，通过语言可以引起或抑制情绪反应。得了白癜风不要怕，只要积极配合医生的治疗是完全可以治愈的，要做到早发现、早诊断、早治疗，才能早康复，可用这些现实的、正能量的语言来控制与调节患者情绪。

(3) 注意力转移：把注意力从消极情绪转移到其他方面去。良好的人际交往、和谐的家庭环境、紧张的工作氛围等对白癜风的治疗和向愈均有积极的意义。

(4) 行为转移：把情绪转化为行动，抛弃低落的情绪，转而从事工作、学习、艺术创作（书法、美术等）。

(5) 情绪宣泄：可以选择空旷之地，将自己心中的抑郁、焦虑、愤懑说出来或者喊出来，或者面对沙包、人头偶像击拳，释放心理压力和负能量，从而达到松弛神经功能的目的。

(6) 自我控制：开展慢跑、跳绳、太极拳等体育活动，用自我调控法控制情绪，用心理过程来影响生理过程，从而达到松弛神经的效果，以此来消除紧张、焦虑等不良情绪。

儿童白癜风患者有哪些心理问题？

儿童由于意识尚未完全形成，往往没有复杂的心理活动，认知发展相对低微，思维处于直觉行动阶段，他们对疾病的反应往往是通过察觉父母的恐惧、焦虑、愤怒和悲伤而产生的，如愤怒、担心和行为退化等问题。

(1) 焦虑：表现出越来越多的紧张不安感，女孩比男孩更严重。在治疗过程中，患者经常表现出预期的和急性的情境性焦虑，从而导致出现逃避、哭闹、焦躁不安、愤怒、敌意，使得治疗无法进行。

(2) 抑郁：许多白癜风患者在治疗过程中表现出慢性的、中等程度的抑郁。

(3) 不遵从医嘱：不遵从医嘱是儿童白癜风患者中一个越来越严重的问题。不了解治疗的重要性，与医生或父母有冲突，难以忍受治疗程序，家庭对治疗的忧虑，对治疗成功缺乏信心等因素会导致不遵从医嘱的行为发生。患儿不遵从医嘱的表现多种多样，如拒绝治疗、不守约等。

如何培养儿童白癜风患者的健康心理？

近几年来，根据就诊统计数据分析显示，儿童白癜风患者有递增的趋势。儿童认知能力差，思想还处于懵懂时期，心理认知和承受能力还不成熟，所以在这一时期，培养孩子的健康心理就显得尤为重要，归纳起来有以下几种方法。

(1) 鼓励法：儿童有一种需要承认、需要鼓励的心理，他们喜欢成功，喜欢得到父母的认同和赞扬。因此，父母就要经常鼓励孩子，通过不断地被鼓励和赞扬，孩子自身的行为才能得到肯定。

(2) 反问法：语言是沟通儿童心灵的工具，因此，父母和孩子谈话时要试探、发问、反问，这样才有利于提高儿童自身的分析和判断能力，发展创造性思维。

(3) 出难题法：给孩子出点难题，让他们知道什么是困难，并要让其自己解决，只有经过风雨，经受失败和挫折，才能收获经验和教训。

(4) 讲故事法：儿童都爱听故事，父母应该抽时间给孩子讲一些积极向上的故事，一个好故事能使一个孩子进行一次心理上的调试，还能鼓励孩子上进。

(5) 兴趣引导法：父母要根据孩子的气质和性格去发现其兴趣和爱好。

(6) 反面教育法：即父母利用反面教材让孩子分清是非。对生活中的反面事物，父母要给予引导，使孩子提高分析和判断能力，有利于其心理预防。

(7) 宽严结合法：对孩子过宽过严都是不正确的，要培养孩子有一个健康的心理状态和的心理素质，既要严教又要宽容，既要有组织纪律又要有个人爱好。一旦孩子犯了错要批评得严一些，指出其危害，但又要给予爱护和关心。

家长怎样引导孩子正确面对白癜风？

对于儿童白癜风患者来说，由于身体处于发育阶段，机体免疫力较弱，所以在治疗过程中，应合理用药，注意药物的不良反应，保护患者的身心健康和正常发育，积极寻找并祛除可能的诱发因素，避免病情加剧。

(1) 促进患儿与同龄伙伴的交往：尽量创造机会让患儿多与同龄伙伴交往，这样可以使患儿减少孤独感，确保患儿社会技能和能力的持续发展。

(2) 维护患儿的自主性：父母应该维护患儿的自主性，尽量在可能的范围内让他们自己做决定，多做力所能及的事情，这样有助于患儿增加自信和自尊。

(3) 鼓励患儿像正常人一样生活、学习：父母应当鼓励患儿像健康儿童一样生活，并承担相应的责任。此外，要让患儿像健康儿童一样学习。一般认为，应尽可能通过实施某些措施减少患儿对重返课堂的恐惧，可事先排练如何回答同伴的提问，如果需要可请家庭教师辅导，或请校方给予一定的配合。

(4) 不避讳讨论患儿的疾病：对于那些很少有机会讨论疾病的患儿，他们的焦虑程度比较高；相反，当患儿有机会谈论其疾病时，他们的不适应问题就会减轻。所以家长应以儿童能够理解的方式对疾病的原因、损害和治疗进行公开的、坦诚的讨论，并注意倾听患儿的想法，让患儿了解在他身上正发生着什么，将发生什么，有助于减少患儿对身体损害的焦虑。

(5) 运用各种心理行为干预：儿童一般愿意接受各种心理行为干预以减轻心理困扰。例如，学习新的应对技能、电影示范（观看电影中患儿的良好行为）、伙伴示范及向伙伴咨询（以某一个或某几个有良好行为的患儿为榜样，与之交谈）。注意力分散、松弛、冥想、积极的自我言语（用言语鼓励自己完成某项治疗任务，如打针鼓励自己"我要勇敢，我不哭"）、生物反馈训练等，都是白癜风患儿经常可用的、有效的干预措施。

青少年白癜风患者有哪些心理问题？

对青少年白癜风患者而言，虽然他们的年龄、职业、文化程度、社会地位等各不相同，但由于同患一种疾病，其心理活动、对社会的需求及治愈的强烈愿望等具有一定的共性。

(1) 治愈欲望强烈：当青少年得知自己患病时，表现为恐惧、焦虑、烦恼和不安。性格外向者，会悲伤痛哭，茶饭不思；性格内向者，会沉默寡言，表情淡漠，忧心忡忡。

患者为了弄清疾病真相，有的到处寻求名医会诊，要求做种种检查；有的病后乱投医，道听途说，访名医求偏方。疑心较重的患者身体某处不适就会怀疑白斑会向该处扩散等。

(2) 自我价值丧失：患者在确认自己的病情后，变得悲观失望，感到自己成为家里的累赘，内心充满了悲戚和伤感。绝望之余不但惦记着印象最深刻而又最不放心的问题，而且会追忆过去美好的生活，规划以后的人生道路，具体安排自己的婚姻、子女、经济、工作等问题，很少去考虑疾病将去怎样治疗，同时表现出失望多于期望，心情不安，迟疑寡欢，终日抑郁不乐，事事无兴趣，情感多用非语言的行为表达，甚至有人因为心理烦躁而行为粗暴。

(3) 营养需求：绝大多数患者对饮食不满意，其原因在于口味不合、鱼虾蟹等海产的忌口、对饮食卫生不放心，以及食物营养和品种不够丰富。

(4) 心理防卫反应比较强烈：患上白癜风对青少年（特别是女性）来说无疑是不小的挫折，受了挫折的患者必然会在情绪和行为上产生压抑、否认、退行、幻想等防卫反应。有的患者迟迟不愿意接受治疗，因此延误病情，导致扩展。有的病情缓解后仍心有余悸，并出现饮食不济、睡眠不好、精神萎靡、消极等待病情发展等现象。

(5) 对医学发展的关切：青少年患者大多具有一定的文化水平，患病后都不同程度地对医学发展表示关切，常向医务人员询问白癜风治疗的最新动态，常借阅或购买有关白癜风的书籍等。患者与患者之间常互通消息，他们都在等待医学的突破。

怎样培养青少年患者的健康心理？

青少年的身心发展相对不成熟。患上白癜风后，心理会受到很大的困扰和伤害。患者在接受科学治疗的同时，还应通过以下几个方面做好必要的健康心理培养。

(1) 鼓励患者多和同龄人进行交流：长时间的处于不良心理状态中会导致青少年患者产生深深的孤独感，会导致患者的心理出现严重的偏差，如果可以与身边的人进行交流就会使患者的心理变得更加健康。

(2) 对青少年进行心理干预：青少年群体更容易接受心理干预，所以及时对患者心理进行专业干预，可以有效降低白癜风心理问题对于病情的影响。

(3) 鼓励青少年像正常人一样生活：很多青少年患者在患有白癜风之后都会把自己封闭起来，继而导致患者的生活出现严重的问题。其实对于青少年白癜风患者而言，最好的生活方法还是应像正常的学生一样生活和学习，这样才能使得患者在治疗疾病的同时不会远离社会。

(4) 了解疾病：在治疗过程中，很多患者对于白癜风发病原因都不了解，所以还是应该让患者了解病因及治疗方案，可以使得患者在治疗疾病的时候事半功倍。

中年白癜风患者会出现哪些心理问题？

(1) 精神压力大：患者会面临很大的精神压力，尤其是当白癜风白斑出现在暴露部位时，会感到极大的窘迫、害羞，担心别人的反应。

(2) 情绪不稳定：患者容易出现悲观、消沉、紧张、抑郁、沮丧、恐惧、自卑，有的寝食不安，害怕会影响下一代的成长，更有甚者会寻短见。

(3) 易产生社会问题：由于白癜风严重影响患者容貌，从而影响患者的生活、家庭婚姻、社交活动和工作，成为破坏人类和谐幸福的社会问题。

中年白癜风患者如何正确面对白癜风？

(1) 正确就医，避免医源性伤害：大部分患者都曾接受过多种方法治疗，而且白斑复色效果多不理想，容易产生寻找"灵丹妙药"的念头，轻信"包治""根治"白癜风的宣传，从而接受不正规的治疗并滥用各种药物，使身心健康受到伤害。

中年白癜风患者应注意自己心态的调整，要有正确的就医观，正确对待白癜风的治疗现状，相信医学的进步和科学的发展，为自己选择一条正确的就医途径，避免医源性伤害。

(2) 养成良好的生活习惯，营造和谐的生活环境：患病后戒除不益于身体健康和影响康复的个人嗜好。不过量饮酒和吸烟，更不要酗酒，讲究卫生，锻炼身体，养成良好而有规律的生活习惯，自觉营造有利于疾病康复的生活环境。

(3) 合理膳食，注意休息：根据白癜风症状和身体状况，多进食高蛋白、低脂、低糖和富含B族维生素的食物，避免过多忌口，也不要自暴自弃或持无所谓的态度而过多食用可加剧病情的食品。

注意休息，劳逸结合，睡眠充足。多参加有益身心健康的文体活动，但娱乐时间不宜过长，运动量不宜过大。

(4) 合理治疗，正确用药：选择治疗白癜风的药物时，除合理选择治疗方法外，更重要的是身心环境的调整和避免医源性伤害，以保持病情稳定和巩固治疗效果。虽然白斑不能完全消退，长期存在，但不影响其生活质量。

(5) 克服不良情绪，保持良好心境：尤其是病程较长、皮损泛发的患者，应克服急躁和消极情绪，树立战胜疾病的信心和勇气，以良好、稳定的心态克服外界各种不利因素的影响。

(6) 保持良好的健康心态，保持乐观情绪：对于突发事件泰然处之，"因郁致病"或"因病致郁"对健康与黑色素代谢均有影响。

老年白癜风患者容易出现哪些心理问题？

虽然老年患者都对疾病的适应情况总体较好，但出现精神障碍的危险性更大，因此对那些原来就有精神问题，如酗酒、抑郁的老年人则应给予更多关注。

(1) 易产生孤独与依赖感：老年人患了白癜风，很容易产生孤独与依赖感。老年白癜风患者一方面害怕成为其他人，尤其是子女的负担，另一方面又有强烈的依赖心理，他们非常渴望得到别人，尤其是子女的关心。

(2) 适应障碍与抑郁：适应障碍是老年患者最常见的精神障碍，那些社会支持较少，同时患有其他疾病的老年患者有更大的危险。此外，对经济状况的担忧，近期的丧友、丧偶等都会导致更多的焦虑和忧郁症状。

(3) 谵妄：谵妄是老年患者第二种常见的精神障碍，尤其是70岁以上的老人患者最为多见。早期谵妄常易被误诊为抑郁，因为老年患者常不愿把自己轻度的情绪和思维障碍及变化告诉医生，所以谵妄常常是已到严重时才被发现和开始治疗，而谵妄的及时诊断和尽早治疗无论对患者还是对其家庭都是有益的。

(4) 不遵从医嘱：有部分老年患者不愿意接受治疗，其原因是各种各样的，如经济状况欠佳、受教育程度低、缺乏知识、社交孤独、对治疗和结果抱悲观的宿命论的态度。

如何引导老年患者正确面对白癜风？

对老年进行心理干预的焦点往往是提供社会支持，干预的主要内容包括以下几个方面。

(1) 保持和发展社会支持网络：对老年患者来讲，重新建立或发展社会支持是十分必要的。社会支持网络可以涉及家庭、社会，如参加与家人和朋友的聚会，共度美好时光，共同享受活动和情感。

(2) 尝试合适的照料方式：老年人因其年龄的关系，比年轻患者更需要照料。首先，老年患者可选择住在何处，如自己家里、子女家里、养老机构等；其次，无论是家人还是专业护理者都应尝试合适的照料方式，努力使照料恰到好处，使照料内容和水平不超过老年患者的需要，这样可以减少他们的无助感，使他们不感到自己过分依赖和无助。

(3) 探索有意义的爱好和娱乐：一般而言，老年患者几乎没有工作的牵挂，因而安排好闲暇生活，探索有意义的爱好和娱乐，对老年患者具有特别重要的意义。对于身体状况良好、比较有精力，且经济状况较好的患者，可去野外垂钓或养一些花卉；对于身体状况良好，比较有精力，但是经济状况欠佳的患者，可考虑在家中安排有意义的爱好，如练书法、画水彩、国画等。

(4) 帮助老年患者从容应付日常生活：照料者应帮助老年患

者对每天的生活做安排，并主动询问是否需要帮助。有时还应监督患者做好能做的事。对于有感官功能退化的老年患者，可使用辅助装置，如老花镜、助听器等。此外，为了方便老年患者了解时间和定位地点，使其生活更有规律，可在墙上显眼处挂一个大钟，贴一张方位示意图；夜间使用一盏夜用照明灯，避免夜间如厕造成不应有的摔跤等。

为什么在白癜风治疗过程中其他部位还会有白斑出现？

临床上我们经常遇到一些散发型或者泛发型白癜风患者经治疗后，甚至在病情趋于稳定、好转后，其他部位还会冒出少数白斑，这种现象常引起患者的焦虑不安。

白癜风虽表现在体表，但是一种系统性疾病，除表面看到的白斑外，还有部分隐藏在体内的潜在白斑，这些都可以通过"黑白同治"白癜风新技术的整体调理、双向调节得到治愈，恢复正常肤色。

白癜风在稳定期，受伤后还会长新白斑吗？

外伤是白癜风重要的诱发因素之一，即使是处于稳定期也要尽量避免皮肤外伤，以免引起同形反应。白癜风不是固定不变的，是会自身发展的，如果不彻底治好，遇到各种诱发因素，白斑仍会逐渐发展扩散，通过"黑白同治"个性化方案治疗，能彻底恢复正常肤色，巩固后不易复发。

白癜风在同一部位，为什么有的人恢复快，有的人恢复慢？

白斑恢复快慢与发病年限、发病部位、白斑类型及个体差异都有关系。如果局部白斑毛发变白，白斑恢复得会慢一些。发病时间短的，可能恢复得就快一些。

治疗白癜风成人与儿童用的药一样吗？

儿童正处于生长发育期，发病的特点与成人也不一样，所以用药也不一样，我们针对儿童白癜风有专门的个性化治疗方案。考虑到儿童特点，在方案制订上、方药选择上特别注重安全性和有效性，这也是我们"黑白同治"新技术的治疗特色。

经常熬夜对白癜风治疗有影响吗？

熬夜对白癜风治疗肯定会有影响的。长期熬夜会消耗人体元气，也可以说是透支生命，生命中的元气是有限的，过度消耗是很难补救回来的。晚上 11 点至次日 3 点是人体免疫修复、肝胆排毒的时间，两者都必须在熟睡中进行。熬夜则会导致机体免疫力下降、内分泌紊乱、胃肠功能失调等问题。所以，白癜风患者一定要按时作息，规律生活。

有一段时间皮肤特别痒，白斑会发展吗？

白癜风处于发展期，少数患者伴痒感；一旦白斑发痒且面积逐渐扩大，出现新白斑，要及时就医，专家会针对病情制订适合的治疗方案，病情很快就会得到控制，并能使白斑彻底恢复。

脸上的白斑好治吗，多长时间能见效？

面部白斑一般好得快，大多数患者在10～20天出现白斑血液循环速度快、毛囊修复、边缘内收，有的出现色素沉着现象，一般1个疗程（3个月）左右恢复正常肤色。病程长、面积大的患者治疗时间稍长一些。

白癜风单纯用光照能治好吗？

白癜风虽然表现在体表，但实际上是自身免疫调节障碍引起的。单纯用光疗解决不了根本问题，核心还是要靠"黑白同治"白癜风新技术进行整体调理配合局部光疗，才能完全治好。

白癜风发病与季节有没有关系？

白癜风一年四季均可发病，但是据临床资料显示春夏两季发病率最高。中医学认为"春主生发"，春夏两季也是白癜风易发展的季节，春夏季紫外线指数也比较高，暴露部位的白斑更容易发展扩散。所以得了病不能等，一定要早发现、早治疗，才能早日康复。

有白癜风能用化妆品吗？

建议白癜风患者不要用化妆品，化妆品大部分含美白成分，尤其是各种彩妆，对黑色素有破坏作用。如果皮肤干燥，可以适当使用一些保湿类护肤霜。

打疫苗后白癜风为什么容易发展？

患上白癜风后，首先要避免的是外伤刺激皮肤。打疫苗时刺激了皮肤，相当于一种外伤，外伤容易引起瘀血，血瘀则气滞，气滞血瘀皮肤失养则引发白斑或白斑扩大发展。西医称外伤易引起白癜风同形反应。

第 10 章

轻松远离白癜风

白癜风的预后及预防

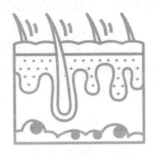

身体上的白斑就是白癜风吗?

白斑是指皮肤、黏膜处出现的比正常肤色浅的白色斑片,可以分为先天性白斑(无色素痣、贫血痣、色素失禁症等)和后天性白斑(湿疹、银屑病、老年性白斑、白癜风等),涉及多种皮肤病,它可以是一种独立的皮肤病,也可以是某一种皮肤病的皮肤表现,发病原因也各不相同,有遗传因素,也有感染因素,还有许多至今病因不明,不能见"白"色变。

白癜风皮损处没有萎缩、鳞屑、干燥或无毛等现象。完全性白斑表现为纯白色或瓷白色,不完全性白斑脱色不完全,其中可见零星黑色素小点。处于进展期的白斑可逐渐扩大、蔓延,并在身体的其他部位出现新的白斑,也可由于药物或物理刺激后出现白斑扩大。稳定期的白癜风周围往往出现色素加深。

综上所述,不能看到皮肤出现白斑就认为是白癜风,给自己造成很大的压力,要客观对待、认真分析,切忌先入为主。发现身上有白斑,一定要到专业、正规医院做出准确诊断后再治疗。

为何深色肤种的人群易患白癜风?

白癜风在自然人群中的发病率为0.15%～2%,国外报道为1%～2%,可因地域、种族、肤色而异,一般情况下,肤色越深的人发病率越高,如日本的发病率为2%,墨西哥的发病率为

4%，印度的发病率可高达8%，在科威特，白癜风被视为流行病。然而，在浅肤色的白种人中，白癜风的发病率要低得多，如丹麦为0.4%，美国白种人为1%，尽管两者的发病率相对有色人种低，但发病率的差异较为显著，其原因还不十分清楚。从黑色素代谢及黑色素形态来看，深肤色人种和浅肤色人种的黑色素合成代谢过程是相同的，仅在合成的成熟黑素颗粒形态上有所区别，主要表现在以下几点。

(1) 浅肤色人种的黑素颗粒色泽较淡，体积较小，且几个黑素颗粒包裹在一起，呈集合型分布；深肤色人种的黑素颗粒呈深褐色，体积大，球形，黑素颗粒单个存在。

(2) 黑素颗粒从黑素细胞转移到邻近的角质形成细胞时，主要见于表皮的基底层与棘细胞层，而深肤色人种在表皮各层均可见到黑素细胞。

(3) 浅肤色人种的角质形成细胞内的大部分黑素颗粒被角质形成细胞内的溶酶体直接作用而融化，仅有部分随着角质形成细胞的成熟而弥散到表皮各层，并随着角质层的脱落而与表皮分离；深肤色人种的角质形成细胞内黑素颗粒主要是通过后一种途径弥散到表皮各层，最后随角质层的脱落而与表皮分离。

(4) 深肤色人种如遇紫外线等激活因素，黑色素合成代谢会变得极为旺盛，会加快黑素细胞的损耗；由于旺盛的黑色素代谢，其中间产物的过分堆积反过来又能杀伤黑素细胞，从而阻碍黑色素的合成而发生脱色性病变。并且深肤色人种接受阳光紫外线照射的频率较多，这也是其易患白癜风的原因。

白癜风与心理因素有关吗？

随着医学模式的转变，心理因素对疾病的影响在临床上受到了广泛的重视，心理因素与皮肤病的相关性研究也越来越多，提示精神神经因素与白癜风的发病密切相关。统计数据表明，约有2/3的患者在发病或发展阶段与精神创伤、过度劳累、忧思焦虑有关，所以白癜风是典型的心身疾病，心理压力、精神创伤可能是白癜风的发病诱因，而患者的抑郁、焦虑等情绪又进一步加重白癜风病情。

皮肤与神经系统在发育上的共源，决定了心理与皮肤间的联系，白癜风常被认为是自身免疫功能障碍所致，儿茶酚和5-羟色胺的代谢产物直接影响色素脱失。1998年Papadopoulas等以"生活事件如何激发白癜风"为题调研了100名患者，证实了大部分患者在发病前经历过应激性事件。Mathews报道正常人移民到美国，因适应新环境、离开原家庭和社会支持所带来的困难而发病。Barisic Drusko等对65例白癜风患者进行了遗传因素与诱发因素的研究，发现发病与心理因素有关者约占56.9%。

近年来，国内外关于精神神经、心理因素与白癜风关系的报道越来越多，认为白癜风属于典型的心身性皮肤病。

白癜风治愈后还会复发吗？

白癜风是一种自身免疫功能障碍性疾病，治好后受到外界的精神、情绪、日晒、饮食等方面因素影响，一些患者有可能会复发，而通过"黑白同治"个性化方案治疗，白斑完全恢复后，再巩固2~4个月，基本不会复发。

怎样预防白癜风的复发？

当皮损经过治疗恢复正常肤色后，其免疫功能及微循环障碍方面仍未完全恢复，仍需继续巩固治疗一段时间，同时还要注意保持健康的生活方式，避免不良诱发因素，以防止白斑复发。

(1) 增强个人体质，提高机体抗病能力。长期焦虑、紧张、烦躁等心理状态均可激发白癜风，所以要精神放松、性情开朗、豁达乐观。

(2) 良好的工作、生活环境。

(3) 发现白斑后，尽快检查确诊，争取早期治疗。病程短、面积小的白斑治疗效果好，恢复快。

(4) 饮食调节得当，营养搭配丰富。饮食是患者调养身体的重要手段，健康的饮食能巩固治疗效果，有效防止病情复发。

(5) 避免外伤以及紫外线暴晒。外伤是导致白癜风同形反应的主要原因之一，所以患者在日常生活中注意保护好自己，避免外伤。适当的紫外线照射能够帮助患者巩固治疗效果，但是注意不要照射过度，暴晒可导致皮肤中黑素细胞的消耗加快，进而引发白斑复发或扩散。

怎样预防白癜风？

白癜风病因复杂，易诊难治，严重影响者患者的生活质量，对白癜风的预防还未被普遍重视，所以普及预防知识，做到有病早治、未病先防，对降低发病率非常重要。

(1) 避免环境、食品污染对人体的损害：随着人口迅速增长和工业化程度不断提高，生态环境受到不同程度的破坏，各种污染物给人类健康造成一定的影响。白癜风易感人群应该采取一些有效自我防护措施，避免或减少有害物质对机体的损害。

① 尽量减少与化工原料、油漆涂料、重金属盐类等有害物质的接触，相关行业的从业者要做好保护措施。房屋装修要选用符合国家标准的材料，装修完成后通风3个月以上再居住，入住后也要经常保持通风。

② 不在马路或者烟雾大的场所进行跑步、跳绳、练功等剧烈运动，减少有害物质的摄入。

③ 蔬菜、水果等食用前要反复以净水冲洗，如果时间允许，洗后用净水浸泡15~30分钟，再冲洗食用，以减少农药等有害残留物。

④ 临床观察发现，旅游、海水浴后不但发病者多，而且皮损更顽固，更难治愈，所以尽量避免长时间暴露在强光下，如长时间户外活动应尽量避免阳光的直射，可遮掩或涂搽防晒霜。

(2) 纠正偏食，养成良好的饮食习惯，做到合理膳食与营养均衡：注重饮食营养，制订科学的膳食食谱，养成良好的饮食习惯，对白癜风的预防和治疗具有重要意义。

长期偏食必然导致机体营养摄入不足或比例失调。我们日常食物有数百种，不同食物所含营养素的种类有较大差别，人类在长期进化过程中养成了一日三餐的规律性饮食习惯和食物种类的科学搭配，保证了人体所需各类营养物质的摄入，满足了人体各种生理功能的需求。如果长期打乱正常饮食规律，会引起消化功能减弱、食欲减退，甚至引发消化道炎症等疾病。

近年来，小食品、饮料花样繁多，有的里面还夹杂着玩具，更存在一些各种添加剂超标的三无产品，但这些对儿童有较大的诱惑力。一些家长对食品安全缺乏认识，为满足孩子需求，长期给孩子乱吃小食品、饮料，造成儿童体质偏颇。临床上我们发现相当一部分白癜风患儿有嗜好小食品、饮料的情况。所以务必引导孩子养成良好的饮食习惯，对孩子的生活既要悉心照料，又要严格要求，不能恣意娇宠，应为孩子制订科学的膳食食谱，做到粗细搭配、主副食结构合理。

有些家长认为能以补充保健品代替孩子偏食、厌食、少食造成的营养摄入不足，这是非常错误的。任何保健品也不能代替食品营养，只有按照科学食谱用餐，养成一日三餐的饮食习惯，才能保证机体的营养供应。

(3) 加强自身修养，保持乐观情绪：人们在生活或工作中会经常遇到一些挫折，给精神上和心理上造成一定的压力，如果不能及时排解，便会造成机体生理功能紊乱，从而引发各种疾病。

中医理论指出人的情绪变化与健康密切相关，情绪的异常反应是疾病发生的内在因素。所以在生活和工作中要及时调整自己的心态，克制异常的情感反应，提高自己对环境的适应能力，通过主观努力将不利因素转化为有利因素。

在生活和工作中还要不断加强自身素质的修养，努力处理好家庭、社会、亲朋、同事的关系，养成良好的道德素质。乐于助人，与人为善，先人后己，将烦恼看淡，保持心理的平衡，才能开心、舒心。此外，要加强身体锻炼，坚持体育运动。

适量补充哪些微量元素能预防白癜风？

白癜风患者血液和白斑部位缺少了某些微量元素，使体内酪氨酸酶活性降低，影响了黑色素的合成代谢，从而产生病变。所以易感人群也应该适量补充微量元素来预防白癜风。

(1) 铜：白癜风患者体内铜含量较低。血清铜蓝蛋白几乎全部与血浆蛋白结合成铜蓝蛋白或者血清铜氧化酶。如果体内铜缺乏会影响酪氨酸酶等含铜酶的不足，酪氨酸酶是黑色素合成的关键酶，其活性降低必会影响黑色素代谢。

含铜元素较多的食物有鱼、牡蛎、扇贝、鲍鱼等海产品；腰果、核桃、榛子、开心果等坚果；猪肝、鸡肝、羊肝、鸭肝、鹅肝等动物的内脏；豆类；禽蛋等。

(2) 锌：研究结果表明，白癜风患者血清锌值较正常人低，并且锌元素对生物膜的结构有稳定作用。如果缺乏锌元素的话，就会导致人色素减退、皮肤角化异常等，因此可以补充瘦肉、禽蛋、豆类以及牡蛎等食物预防白癜风。

(3) 硒：硒是一种强抗氧化剂，对机体的免疫力和杀菌力有促进作用，是保持机体健康的必需元素之一。当硒缺乏时谷胱甘肽过氧化酶活性降低，易诱发白癜风。含硒元素较多的食物有瘦肉、动物内脏、禽蛋、海产品、粗粮等。

(4) 钴：钴元素主要参与核酸和蛋白质的合成、解毒及促进其他元素的吸收，常以维生素 B_{12} 的形式发挥作用。当钴缺乏时易造成黑色素合成代谢受阻。

海产品及蜂蜜中含钴元素最多，其次动物内脏、瘦肉、禽蛋、鱼子中钴元素含量也比较高。

为什么运动不当也能引发白癜风？

运动不当引起白癜风可能与运动过劳、运动伤害、运动后外感风邪等因素有关。这些对人体健康不利，也是白癜风发病的诱因，所以在运动中应该注意以下几点。

(1) 运动要适度，避免运动过劳导致机体免疫力下降，引发白癜风。

(2) 运动中应避免运动伤害。运动时常会发生扭伤、擦伤等意外，所以要注意防护，发生外伤要及时正确处理，以防感染。

(3) 运动后一般血热体热，若此时受潮湿容易引发白癜风。有白癜风家族史的人应该注意出汗后及时擦干、避免受风。阳光过强时要涂擦防晒霜。

为预防白癜风，在日常生活中既要多参加体育锻炼，又要注意锻炼方法和运动量。

第11章

寄 语
我要说给患者朋友的话

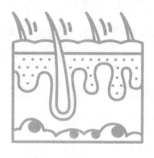

白癜风是一种由自身免疫性障碍导致的系统性疾病，全身任何部位均可发生，具有毁容性，给患者带来的最大危害就是精神痛苦。儿童患白癜风会影响心理健康和成长，年轻人患白癜风会影响学习、就业、社交和婚姻，中老年患白癜风也会影响事业和生活质量。

一些白癜风患者在刚刚得知自己患上白癜风后，往往表现出极度恐惧、紧张，陷入痛苦的精神折磨中，四处奔波、盲目就医，走了很多弯路，花了很多冤枉钱，但病还是治不好。

作为白癜风医生，我给大家一些建议，希望能给你启发，迈出你生命中关键的一步。

正确对待医疗信息

由于信息是来源于未知的事物，所以接收信息者必须对所获取信息的可靠性、真实性和准确性等验证后，对其合理取舍才能为己所用。正确的医疗信息是医学科学研究和临床实践所形成的知识，对医疗活动具有重要的指导意义，而错误的或者不准确的医疗信息，会对患者产生误导，具有一定危害性。

白癜风主要发生在颜面、颈项、手掌等暴露部位，影响外貌美观，对白癜风患者心理产生极大影响，其治疗欲望迫切，但由于对白癜风的研究和防治现状缺乏了解，患者对白癜风相关信息往往不辨真假，轻易相信并盲目尝试，结果造成身心伤害和经济损失。

理性看病，科学就医

中医对白癜风的研究和治疗已经有数千年的历史，积累了宝贵的经验。白癜风在中医文献中又称"白癜"或"白驳风"，早在《五十二病方》中就有论述，并将它形容为"白毋腠"。《素问·风论篇》曰："风气藏于皮肤之间，内不得通，外不得泄"，久而血瘀，皮肤失养变白而成此病。《诸病源候论》谓"白癜者，面及颈项、身体皮肉色变白，与肉色不同，亦不痒痛，谓之白癜"，此亦是由"风邪搏于皮肤，血气不和所生也"，明确阐明了本病的病因病机。《外科真诠》也有"白驳风……，其色驳白，形如云片，亦无痛痒"的记载。《医宗金鉴·外科心法》指出"此症自面及颈项，肉色忽然变白，状类斑点，并不痒痛。若因循日久，甚至延及全身。由风邪相搏于皮肤，致令气血失和"。

近代学者在继承的基础上，提出了肝郁致病论、血瘀致病论和脏腑功能失调致病论。也有学者认为白癜风其病虽在皮毛，但其本却源于正气不足。

在分析了历代白癜风的论治经验，我们从肺及经络入手，从阴阳平衡到失衡，再到动态平衡的角度，对白癜风的病因病机进行了系统的分析和研究，结合现代医学，对白癜风的理论有了不同于传统的认识。

肺主气，调节全身气机，推动血液运行及津液输布，肺在体合皮，其华在毛，即《素问·五脏生成篇》中"肺之合皮，其荣毛也之谓"。可见对于人的皮肤来说，肺的调节功能尤为重要，肺的调节功能失调可直接影响到皮毛的正常生理活动，导致毫毛不生，毛囊闭塞，色素脱失。肺在色主白，白是肺病的一个结果，白癜风主要临床表现为皮肤出现局部性或泛发性白斑，大部分皮损区毛囊闭塞，汗毛不生，我们认为肺气受损，肺经气血运行不畅，使经络受阻、失调，经络有沟通上下、联系脏腑器官的功能。一旦经络受阻、失调，必将导致机体的阴阳失衡，脏腑器官的功能就会出现偏胜或偏衰，失去平衡，皮肤不得滋养以至皮肤受损出现色素脱失。

我们认为，正常人皮肤黑色素的新陈代谢维持在一个相对的动态平衡中，这个动态平衡是由人体内对黑色素代谢抑制和增强两大矛盾因素维持，这两大因素相互制约，相互促进，共同维持肤色在一个相对稳定的范围内变浅或变深。一个适当的外部因素（如适当的阳光浴或深居简出）只会影响这种关系的消长，不会打破这种平衡。然而，当某些特别因素，如外伤、湿邪侵淫、情志失常、劳累过度或机体本身调节机能缺陷，都可以造成这种平衡的失衡。另外，对于肤色比正常人深或肤色正处于不正常增黑的人来说，其黑色素代谢抑制因素也必然比常人强，其黑色素代谢就维持在一个高水平的不稳平衡上，这种不稳平衡更易被上述因素所打破，造成失衡。这种失衡的结果就是调节黑色素的抑制和增强两大因素分别在各自占据优势的部位单独表现出来，在抑制因素偏胜的区域，黑色素的代谢就会受到抑制，从而造成色素形成障碍，亦即形成白癜风；在增强因素占优势的区域，黑色素的代谢得到再加强，肤色反而会加深，就会出现我们所观察到的上述现象。如果抑制因素在整体上比增强因素强时，它的"势力范围"还会不断扩大，这就是活动期的白癜风。

在诊治过程中我们还发现了特别引人注意的一种现象：本病的大多数青年患者病程短、发展快，正常皮肤肤色普遍较常人深；而在合理治疗向愈的过程中，皮损区肤色逐渐变深，正常皮肤肤色逐渐变浅，至基本痊愈时，皮损区肤色与正常肤色逐渐融合，患者整体肤色明显比治疗前变浅且有光泽，这就是说，合理治疗对皮损区肤色和正常肤色有双向调节作用。以上现象使我们大胆地推测：白癜风除了局部色素脱失外，其余的所谓"正常皮肤"也是不正常的。

由此看来，白癜风的病理机制是黑色素代谢调节的失衡。皮肤色素脱失后，毛囊内的黑素细胞库储存的黑素细胞向表皮移行，从而出现毛囊性色素再生；白斑边缘及其他皮肤黑素细胞功能代偿性增强，黑素颗粒增多，使边缘色素沉着；其余所谓"正常皮肤"则变黑，而非像教科书中写的那样是"局部色素脱失"，所以我们认为，白癜风是一种全身性皮肤改变，即"黑白同病"。

白癜风在治疗时，应遵循整体调理配合局部激活的原则，以宣畅肺气、疏通经络、平衡阴阳、调和气血、调节脏腑来恢复黑色素代谢平衡，使白斑及加深的其他部位肤色均恢复到正常肤色，即"黑白同治"。

根据以上理论不难看出，色素脱失只是一种表面现象，实际上，色素并非真的脱失了，而是黑色素代谢失去了合理的调节。同时也可以看出，肤色黑的人比肤色白的人更易患白癜风病。这个理论很好地解释了为什么合理治疗后，患者的肤色会比以前整体变浅而且有光泽。这是因为合理的治疗使抑制和增强黑色素代谢的两大因素重建平衡，药物的双向调节作用使黑色素恢复了正常的新陈代谢，同时也消除了皮肤黑白反差。认识到上述理论对重新审视白癜风的中医病机有着重要的意义。

我们认为白癜风治愈的关键在于怎样把失衡的黑色素代谢重新协调起来，使抑制因素和增强因素重新恢复到相对平衡状态，协调统一地调节黑色素的代谢。治疗上应使皮损区肤色变深，更要使加深的其他部位肤色变浅，做到"黑白同治"。不能仅仅增加皮损区黑色素的生成，因为不适当的增强黑色素的代谢，不仅使皮损区以外的黑色素代谢因素更强，而且可能会使皮损区的抑制因素加强，这样皮损区肤色在暂时加深以后，会反复变得更浅，加重病情，这就是白癜风患者病情易反复的原因。为了达到理想的治疗结果，就必须"黑白同治"，我们因人、因时、因地制宜地辨证施治，运用滋补肝肾、祛风胜湿、补血活血、调和气血等法的同时，更着重加强了对肺及经络的调理，以理肺、调经、通络为治疗总则，治疗取得了满意的效果。

需要指出的是，白癜风恢复正常肤色并不难，难在要缩短疗程，降低复发率。我们认为要达到这一目的就必须综合治疗，采用"黑白同治"新技术，通过辨证施治，确定个性化诊疗方案，在内服药进行整体调理的同时，应配合外用中药局部激活，把整体调理与局部激活有机结合起来，既治标又治本，既有短期疗效又有长期疗效，从而真正达到治愈的目的，这也是我们最自信的事情。

正确治疗，避免滥用

白癜风有中医治疗、西医治疗、民族医治疗、中西医结合治疗等众多治疗手段，但是复色效果各不相同，且疗程较长，对工作、学习、生活等方面均有不同程度的影响，患者应正确对待，积极配合，避免产生消积、抵触情绪而间断治疗，影响治疗效果。患者在接受治疗的过程中，需要经常、主动与医生沟通，交流自己的用药心得、病情变化、心理感受等，方便医生随时调整治疗方案，提高疾病的治疗效果。

白癜风患者要合理选择治疗方法，防止滥用药物，消除输液、打针见效快，进口药物效果好，偏方治大病等认识偏差，更不能随意服用私人配制的成分不明确的所谓"专治"白癜风的药物。

选择正规医院，避免医源性伤害

正规的医疗机构能反映目前对疾病的诊疗水平，权威的医学杂志能展现疾病的最新研究进展。所以患者到正规医院就诊，通过专业性杂志了解疾病的最新研究成果，才是正确的寻医问药途径。

在寻医问药的过程中，患者朋友可以多到几家医院走访，比较其可信度、诊疗水平、服务方式、收费标准以及医生的医学造诣和对疾病的认识程度，在进行综合分析后再决定是否进行治疗，如果决定治疗，还要详细了解治疗过程、疗程，以及药物性能、疗效、适用范围等内容，清楚用药种类、剂量及不良反应，警惕超剂量、超疗程、单配用药或滥用药物对身体的危害性，加强自我保护意识，避免医源性伤害。

综上所述，媒体只有科学、严肃和实事求是地对医疗信息进行宣传，才能真正成为防病治病和维护健康的宣传工具，使患者在寻医问药的途径中少走弯路。患者只有正确就医才能获得科学防治，医生丰富的医学知识、精湛的医术、高尚的医德和高度的责任心，会使患者得到科学、安全和有效的治疗。

衷心地祝愿患者朋友们早日康复！

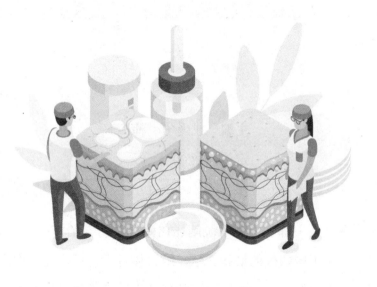

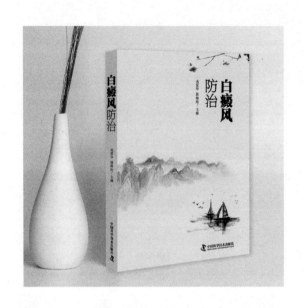

主编　成爱华　韩梅海

定价　48.00 元

本书是一部全面、系统阐述白癜风预防与治疗的学术专著，内容参考了国内外的最新文献，结合作者大量的研究工作及临床经验，充分阐述了白癜风防治的新认识、新进展及新技术，并注意理论与实践的结合，具有较高的学术参考价值。全书共分为12章，主要包括白癜风的相关知识、流行病学、临床表现、诊断、病因病机、中西医防治、营养饮食、精神支持、健康教育及护理策略等内容。